编委会

主 编：王晓芳　逯家宇　赵晓楠

　　　　胡　军　王中胜　孟　洁

副主编：索朗热旦　鲁富泰　蔡迪盛

　　　　裴文晖　吴书梅　欧阳小红

编 委：王晓芳　逯家宇　赵晓楠

　　　　胡　军　王中胜　孟　洁

　　　　索朗热旦　鲁富泰　蔡迪盛

　　　　裴文晖　吴书梅　欧阳小红

　　　　刘　辉　徐桂荣

临床医学麻醉与疼痛治疗

王晓芳　逯家宇　赵晓楠　胡 军　王中胜　孟 洁 ◎主编

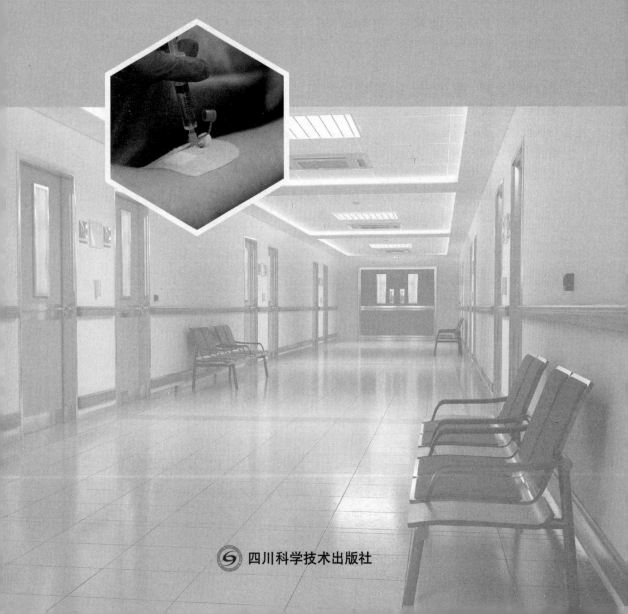

四川科学技术出版社

图书在版编目（CIP）数据

临床医学麻醉与疼痛治疗 / 王晓芳等主编 . -- 成都：
四川科学技术出版社 , 2024. 7. -- ISBN 978-7-5727
-1430-6

Ⅰ . R614；R441.1

中国国家版本馆 CIP 数据核字第 2024Q8R475 号

临床医学麻醉与疼痛治疗

LINCHUANG YIXUE MAZUI YU TENGTONG ZHILIAO

主　　编	王晓芳　逯家宇　赵晓楠　胡　军　王中胜　孟　洁
出 品 人	程佳月
策划编辑	鄢孟君
责任编辑	罗　丽
责任校对	唐于力
封面设计	星辰创意
责任出版	欧晓春
出版发行	四川科学技术出版社
	成都市锦江区三色路 238 号　邮政编码　610023
	官方微博　http://weibo.com/sckjcbs
	官方微信公众号　sckjcbs
	传真　028-86361756
成品尺寸	185 mm × 260 mm
印　　张	6.75
字　　数	135 千
印　　刷	三河市嵩川印刷有限公司
版　　次	2024 年 7 月第 1 版
印　　次	2024 年 8 月第 1 次印刷
定　　价	56.00 元

ISBN 978-7-5727-1430-6

邮　　购：成都市锦江区三色路 238 号新华之星 A 座 25 层　邮政编码：610023
电　　话：028-86361770

前　言

　　麻醉学是结合临床麻醉、生命功能调控、重症监测治疗和疼痛诊疗的一个重要的二级学科。麻醉学的发展是舒适化医疗实现的前提条件，同时也促进了舒适化医疗的发展。过去人们对它认识不足，片面地认为麻醉科医师的任务只是负责临床麻醉。现在麻醉科医师的工作也已从在手术室内辅助外科医师保障患者的生命安全和手术无痛，到走出手术室为患者提供完善的围术期无痛服务。

　　手术是外科疾病的主要治疗方法，麻醉的风险与手术的复杂程度并非完全一致，复杂的手术可使麻醉的风险增加，而有时手术并不复杂，但患者的病情和合并症却给麻醉带来了许多困难。消除手术疼痛是临床麻醉的基本任务，在手术麻醉期间正确调控患者的生理功能，也是临床麻醉的重要内容。

　　疼痛是身体疾病的直接反映，严重影响着人们的日常生活和工作。因此，临床医学十分重视疼痛治疗。近年来，随着临床医学的飞速发展，以及现代医疗条件和技术的不断改善和提高，国内外临床疼痛学的发展逐渐成熟，研究范围也日益宽泛且更加系统规范。

　　本书较为全面地介绍了临床麻醉学的相关知识，主要内容包括临床医学麻醉基础呼吸科手术麻醉、消化科手术麻醉、椎管内麻醉等。此外，还详细阐述了颈、肩部和上肢疼痛治疗，腰骶和下肢疼痛治疗等有关疼痛治疗的知识。本书可供麻醉科医师、全科医师、医学研究生及其他相关人员参考使用。

前　言

CONTENTS 目录

第一章　临床医学麻醉基础

第一节　麻醉的发展

一、古代麻醉发展阶段——麻醉的发现与萌芽

从史前时期开始，古代麻醉的发展经历了悠久的岁月。这一阶段麻醉的发展特点是人类对麻醉的认识从盲目无知、依靠巫神到有目的地寻找、探索减轻疼痛的药物和方法，其间出现过应用罂粟、大麻、曼陀罗等天然植物镇痛的方法。从现代麻醉的概念来看，不论其麻醉效果和安全性，均与现代麻醉应用的天然植物和方法无法相比，尚处在萌芽状态。

二、近代麻醉发展阶段——临床麻醉的形成

从 19 世纪 40 年代开始，乙醚等全身麻醉药物成功地应用于外科手术，是近代麻醉的开端。这一阶段麻醉的发展特点是许多医学家、化学家乃至医学生等为麻醉药的发现和临床应用做出了贡献，同时使麻醉方法和药物在临床上的应用逐渐多样化。手术麻醉也从单纯的镇痛发展到麻醉期间及麻醉前后比较全面的处理。一直到 20 世纪 40 年代，在积累了丰富的临床经验的基础上，临床麻醉才逐步形成。

三、现代麻醉发展阶段——临床麻醉的扩展与创新

20 世纪 50 年代末以来，麻醉在临床麻醉学发展的基础上，工作范围与领域进一步扩展，基础理论和专业知识不断充实，操作技术也在不断改进和完善，学科和专业进一步发展壮大，从而迈进了现代麻醉发展阶段。这一阶段麻醉的发展特点表现为出现了大量专职从事麻醉工作的人员，以及由于麻醉工作范围与领域的扩展，临床麻醉学分出许多亚学科。随着新理论、新知识、新技术的广泛运用，麻醉得到了现代化的发展。

第二节　临床麻醉

一、麻醉学在临床医学中的重要作用

麻醉学在临床医学中发挥着重要作用，为普外科、妇产科、耳鼻喉科、眼科、

1

口腔科等手术患者提供无痛、安全、舒适的体验和良好的手术条件以保障完成手术治疗。同时，麻醉科医护人员是急危重症患者救治的先锋和主力，通过所掌握的急救复苏知识和技术，对各临床科室患者，特别是急危重症患者发生的循环、呼吸等功能衰竭进行及时有效的处理。在重症监护病房（ICU）、疼痛诊疗门诊以及其他有关诊断治疗等领域，麻醉科医护人员也发挥着重要作用。

二、临床麻醉的主要工作

目前，临床麻醉医师的主要工作场所在手术室内，但正逐步向手术室外扩展。在一些规模较大、条件较好的医院，应在临床麻醉科中建设分支学科（或称为亚科），如产科麻醉、心脏外科麻醉、脑外科麻醉、小儿外科麻醉等，以利于培养"一专多能"的人才，提高麻醉工作质量。临床麻醉的主要工作内容如下。

（1）术前对患者进行检查、评估与准备，包括做好患者的思想工作、沟通麻醉方案与用物（药品、器械等）的准备。术前向患者家属交代病情，填写麻醉知情同意书，麻醉知情同意书必须征得家属的同意并签字，危重患者及大手术的麻醉处理必要时须经科室主任或医院医务管理部门批准后实施。

（2）为手术的顺利进行提供安全、合理的基本条件。

（3）提供完成手术所必需的特殊条件，如进行气管、支气管麻醉，控制性降压、低体温、人工通气及体外循环等。

（4）对手术患者的生理功能进行全面、连续和定量的监测，并调控在预定的范围内，以维护患者的生命安全。

第三节　重症监测治疗

ICU是在麻醉恢复室（PACU）的基础上发展起来的，1958年美国巴尔的摩医院建立了历史上第一个属麻醉科领导的真正具有现代规模的ICU。ICU在英国被称为ITU，中文的意思是将患者集中加强监测治疗的单位，因此国内有些单位称之为"加强医疗病房"。

ICU的特点有以下几方面：①ICU是医院危重患者集中管理的场所。②具有一支会紧急救治与诊治的专业医护队伍。③配备有先进的监测仪器，能对危重患者进行连续、动态的监测，可为临床诊治提供及时、准确的救治依据。④具有先进的治疗技术，对重要脏器功能衰竭可进行有效、持久的治疗。

ICU的宗旨是对危重患者提供高水准的医疗护理服务，最大限度地抢救患者的生命。其主要任务是对危重患者进行抢救和实施监测治疗。通过精心的观察护理，对患者进行及时有效的治疗，从而减少并发症的发生，降低病死率和提高抢救成功率、治愈率。总之，ICU的建立促进了重症医学的发展。

一、分类

目前，ICU大致可分为专科ICU、综合ICU和部分综合ICU三种形式。

（一）专科ICU

专科ICU是各专科科室将本专科范围内的危重患者进行集中管理的重症监护病房。例如，心血管内科的冠心病监护病房（CCU），呼吸内科的呼吸重症监护病房（RCU），儿科的新生儿重症监护病房（NICU）等。此外，烧伤科、神经科、器官移植科等都可设立自己的ICU。不同专科的ICU有各自的收治范围和治疗特点，留治的时间等方面也不同。专科ICU由专科医师负责管理，通常指派一名高年资的专科医师固定或定时轮转全面负责。

专科ICU的特点与优势是其对患者的原发病处理、专科处理、病情演变等从理论到实践均有较高的水平。其不足之处是对专科以外的诊治经验与能力相对不足，因而在遇到紧急、危重等情况时，常需约请其他专科医师协同处理，如气管切开、气管插管、呼吸机治疗、血液透析等。麻醉科是常被约请协助处理的科室之一。此外，建设专科ICU需要投入大量的人力、财力、物力。因此，即使在经济发达国家的医院中，各医院只对重点专科建立相应的专科ICU。

（二）综合ICU

综合ICU是在专科ICU的基础上逐渐发展起来的跨科室的全院性ICU，以处理多学科危重病症为主要工作内容。综合ICU可由医院直接领导，是医院中一个独立的科室，也可由医院中的某一科室领导，如麻醉科、内科或外科等。综合ICU一般由专职医师管理，即从事重症医学的专科医师。专职医师需要接受专门的培训和学习，取得专业资格才能胜任工作。在综合ICU，专职医师全面负责综合ICU的日常工作，包括患者的转入与转出、全面监测、治疗方案的制订，以及与各科室专科医师的联络和协调等。原专科科室的管床医师应每天定时查房，负责专科处理。

综合ICU的特点与优势是克服了专科分割的缺陷，体现了医学的整体观念，也符合危重病症发展的"共同通路"特点，综合其结果必然有利于提高抢救成功率与医疗质量。建设综合ICU的难度体现在其对ICU专职医师的要求较高，需要专职医师对医学领域中众多专科患者的病情特点均能有较深入、全面的了解，所以在综合ICU中，与各科室专科医师的协调、沟通也十分重要。

（三）部分综合ICU

鉴于上述两种形式的优缺点，部分综合ICU的建立有利于扬长避短。部分综合ICU系指由多个邻近专科联合建立的ICU，较典型的例子是外科ICU或麻醉科ICU。两者主要收治各外科或其他手术科室的术后危重患者，这些患者的病情除了具有专科特点外，还有手术后的共病。因此部分综合ICU的建立，特别是麻醉科ICU的建立在临床上具有重要价值，也是现代麻醉的重要组成部分。

二、建设

（一）病房与床位要求

PACU 的位置应与麻醉科、手术室接近，专科 ICU 则设置在专科病区内，在有条件的医院内所有的 ICU 应在同一个区域，共同组成医院的危重病症区域。ICU 床位一般按医院总床位数的 1% ~ 5% 设置，每个床位应有 15 ~ 18 m^2 的面积。除此以外，ICU 还要有相同面积的支持区域作为中心监测站、实验室、办公室、值班室、导管室、家属接待室、设备室和污物处理室等。病房应设为开放式，一般在面积较大的房间内放置 6 ~ 12 个床位，每个床位之间应安置可移动隔帘，另设一定数量的单人间。病房内应设有护士站，护士站位置稍高出地面，保证护士可观察到所有病床。中心护士站应设有通信联络设备和控制室内温度、光线和通气及管理控制药物柜的操纵装置。每个床位至少要有 8 个电源插座，分布于床位的两边。插座电源最好来自不同的线路，因为发生故障后可直接更换其他线路的插座。所有电源应与自动转换装置连接，电源中断时可自动启用备用系统。另外，每个床位至少安置两个氧气接口，两个吸引器接口，还要有压缩空气接口。

（二）仪器配备

ICU 需购置许多贵重的高精尖仪器，选择仪器应根据 ICU 的任务、财力及工作人员的情况而定，一般仪器应包括：监测仪器和专项治疗仪器、诊断仪器、护理仪器。

（三）建立科学管理制度

ICU 的医护人员除执行卫生部门颁发的有关职责规定与制度外，为了保证工作有秩序地进行，还需要建立和健全自身的各项制度，包括晨会制度、交接班制度、患者出入院制度、抢救工作制度、保护性医疗制度、死亡讨论制度、医疗差错事故报告制度、会诊制度、护理查房制度、药品管理制度、医嘱查对制度、用药查对制度、输血查对制度、仪器保管使用制度、消毒隔离制度、病区清洁卫生制度、财物管理制度、学习进修制度及家属探视制度等。同时还需要建立、健全各种技术操作和诊疗常规，包括体外循环术后监护常规、休克监护常规、呼吸机支持呼吸监护常规、气管造口护理常规、各种导管及引流管护理常规和基础护理常规等。

三、人员配备

ICU 中专职医师的人数视病房的规模和工作量需求而定，不同形式规模的 ICU 有所区别，医师人数与床位数的比例不低于 0.8 : 1.0。ICU 应设主任一名，主治医师、住院医师数由床位数决定。如专科 ICU 的低年资主治医师和住院医师可轮转值班，高年资主治医师应相对固定，专科 ICU 主任可由一级专科科室的副主任兼任，护士应相对固定。不论何种规模的 ICU，均应设专职护士长 1 ~ 2 名，护士人数应根据工作量而定，一般护士人数与床位数的比例为 3 : 1。

除医师、护士外，ICU 还需要多种专业人才，如呼吸治疗师、管理仪器设备的医学工程师、放射科诊断医师和技术员、营养治疗师、院内感染管理人员、药剂师、实验室技术员、计算机工作人员、护理员、清洁工等。

四、收治对象

ICU 的收治对象是各临床科室的危重患者，如呼吸、循环、代谢有严重功能不全或重要脏器衰竭，随时有生命危险的患者。在 ICU 收治患者的选择上要明确以下两点：①患者是否有危重病症存在，或是否有潜在的危重病症及严重的生理功能紊乱。②患者的危重程度和严重生理功能紊乱经积极处理后是否有获得改善的可能。

五、日常工作内容

（一）监测

ICU 监测项目包括脉搏氧饱和度、心电图、动脉血氧饱和度（SaO_2）、动脉血压、体温、尿量、无创血红蛋白和局部脑氧饱和度等。对不同病种的监测应有不同的侧重。

（二）治疗

ICU 治疗的重点是给予脏器功能支持和控制原发病，有以下特点。

（1）加强与集中：加强指对患者的监测、治疗等各方面都要加强重视。集中就是集中采用各种可用的最先进的医疗监测方法和治疗手段，包括各专科最新的诊疗技术、现代医学最新医疗思想与医学工程最新成果。如危重患者的病情有恶化的趋势，也有好转的可能，此时若经过早期加强、集中治疗，就有可能阻断恶化的趋势而争取病情好转的可能。

（2）共同通路：危重患者不论来自哪个科室，也不论原发病来自哪里，当病程进入危重期，患者都可能表现出许多共同的特点，称为各种疾病危重期发展的"共同通路"。该期患者不但表现出各脏器的功能障碍，而且各脏器间功能的不协调表现明显，主要表现为互相联系、互相影响和互为因果；因此，对多脏器功能障碍的全面支持治疗成为临床工作的重点、难点内容。这种支持治疗涉及各专科的医疗技术的综合运用，并不是简单运用相加，而是要特别注意各脏器功能支持治疗的平衡协调，阻断恶性循环，使患者转危为安。应当指出的是，所有的治疗措施都可能影响机体的生理平衡，越是强有力的治疗措施对生理平衡的影响越大。在进行一系列支持治疗后，患者的病症如仍集中在某一个脏器，则应在支持治疗这个脏器的基础上兼顾治疗其他脏器功能，才能抓住恢复平衡的大方向。如果患者的主要问题已突破了某一脏器的范围，而以多脏器功能损害为临床突出表现时，如何保持脏器支持治疗的均衡性就成为十分突出的问题。

（3）整体观念：医学的进步使分科越来越细，有利于提高专科治疗的成功率，但同时也使得整体治疗被分割。ICU 的患者若出现多脏器功能障碍，对各个脏器的治疗原则就可能相互矛盾。这就要求我们的治疗应从整体观念出发，注意各脏器功能支持治疗的协调性。

（4）确定治疗的先后缓急：根据病情的轻重缓急，找出主要矛盾，拟订治疗方案，明确哪些病情需要紧急处理，哪些可以稍后处理。在病情发展过程中，当一个主要的、紧急的问题获得解决，另一个问题可能会上升为主要问题。因此对病情做出动态评估并识别特定病变部位的病理、生理影响在治疗中十分重要，需要医师具有相当丰富的经验和较高的临床判断力。

（5）区分原发病治疗和继发病治疗：原发病治疗指针对原发疾病的处理措施；继发病治疗则是针对其他器官或系统继发疾病的治疗，旨在对这些器官或系统的功能进行保护。两者在治疗上既紧密联系又有所区别。

（6）区分支持治疗和替代治疗：支持治疗指的是针对重要器官或系统发生严重功能不全但尚属可逆性病变，采取的能恢复重要器官或系统自身功能的支持措施。若病变不可逆，重要器官或系统功能达到不可恢复的程度，则需用替代治疗。两种治疗在一定条件下可以互相转换。

六、与一般治疗病室的关系

（1）危重患者转到 ICU 后，ICU 医师应和原病房主管医师保持联系，使患者不仅得到 ICU 的严密监测和积极治疗，同时还可得到原病房主管医师的专业治疗。

（2）有关治疗的重要医嘱及患者转回原病房的决定，应在每日晨间查房或在急诊时与原病房主管医师共同商定。

（3）原病房主管医师应每日定时查房，并提出处理意见；非查房期间，原病房主管医师需更改医嘱时，应征求 ICU 值班医师的意见，共同商讨决定。

（4）除执行会诊商定的医嘱外，ICU 值班医师在病情变化时有权进行紧急处理。

第四节　麻醉安全

一、麻醉的风险

（一）总体风险

目前尚没有关于麻醉总体风险的精确研究数据。

1. 由麻醉因素导致死亡的比例

近年的数据表明，由麻醉因素导致死亡的比例大约为 1：10 000。该数值不是特别精确，因为在调查中即使做到严格地控制条件但还是有一定的偏差。

2. 麻醉与手术风险评估

美国麻醉医师协会（ASA）健康状况分级中 I 级和 II 级的患者一般能耐受麻醉

和手术；Ⅲ级患者麻醉和手术存在一定的风险，需做好充分准备；Ⅳ级患者麻醉和手术风险大；Ⅴ级患者麻醉和手术异常危险，随时有死亡的可能；Ⅵ级患者确诊为脑死亡。

（二）麻醉事故

麻醉事故常常是疏忽、错误的认知、错误的判断以及技术方面造成的，而这些问题又是患者、设备、麻醉医师、外科医师以及周围环境等综合因素相互作用所致。

二、麻醉安全的基本要求

就麻醉安全而言，高度警惕和注意细节是极为重要的。高度警惕是指麻醉医师在进行麻醉工作时对周围的仪器设备情况应保持密切关注。注意细节是指麻醉医师在周围众多的感知信号刺激中对某件事的注意力应保持高度集中。协调不同的感知刺激（想与做）和同时处理许多问题，是保证麻醉安全的基本要求。

三、总体安全策略

（一）做好麻醉前准备

麻醉医师麻醉前准备：①设计完善的麻醉方案，包括良好的目标、终止麻醉时间以及发生危机时如何识别和处理。②熟悉手术步骤、仪器设备以及麻醉技术。③做好患者麻醉前准备以及工作环境准备，包括准备充分的手术操作空间、清晰的视野，接触患者及机器操作无困难。④对麻醉工作站、监护仪以及其他仪器设备进行全面检查。⑤检查备用设备及器具。⑥标记各种药物。⑦检查麻醉计划后准备好额外所需的药物和仪器设备，并熟悉紧急用品和设备的位置。

（二）创造良好的麻醉环境

麻醉医师应系统检查麻醉机、监护仪、患者、手术野以及周围环境。将设备安置在易于观察的地方。持续评估患者的状态和手术进程，对观察到的事件提出鉴别诊断。如果患者出现一项生命体征异常，应迅速评估其他生命体征情况，同时应持续监测该项生命体征，并观察手术野情况。

（三）加强配合与互相联系

合作是保证安全和防止危急情况发生的关键。集体的力量大于各自能力的总和，一个好的工作团队是互相支持的，大家共同分担任务，达到一个共同的目标。为加强合作与联系，麻醉医师应加强与外科医师和护士的沟通，明确要求和任务，将相应的工作交给最合适的人去执行，切勿在紧要关头妨碍已安排好的执行计划。

（四）互相谅解，减轻压力

医护人员应理解下列可能降低工作效率的情况：噪声、低温、光线不足、长时间的工作、疲劳、厌烦情绪、疾病、饥饿以及个人之间的紧张关系。应互相谅解，减轻压力。

（五）验证所发生的各种异常现象

对于异常现象要通过其他方法交叉验证（例如核实心电图显示的心率以触诊或脉搏血氧仪的心率来验证是否有误），核查数个同时变化的变量（例如心率变化的同时可能出现血压的升高）。当一种情况不合理或出现疑问时，应与他人商讨。

（六）实施补偿措施

对某一正在发生的问题，采用补偿措施来应急，以便找出确定的办法并实行（例如当动脉血氧饱和度下降时提高吸氧浓度，发生血压下降时给予静脉输液或血管升压药）；但不要让补偿措施仅限于治疗问题的本身，还要查找初始原因并给予合理的治疗，即治标同时更要治本。要经常复习正确的处理方案，如高级生命支持、恶性高热治疗方案等。

（七）做好应急准备

时刻做好应急准备，以应对随时发生的紧急情况，制订和随时修改应急方案，防患于未然。如果认为有可能发生特殊情况，应提前寻求帮助。应定期对应急方案进行实际操作的训练。

（八）吸取教训

当引起严重不良后果的事件发生后，应该通过自己科室的质控组织报告该类事件，总结经验，吸取教训，改进自己的技术、操作以及有关内容，以防在同样的情况下再次发生此类事件。

四、关键性错误的识别

下面列出重要且需要避免的部分关键性错误。这些都是由临床经验、质控分析以及书本中的理论原理汇总而来的，其中许多错误的发生可迅速产生致命性影响或导致严重疾病。

（一）气道方面的错误

1. 重复膨胀

气管造口术后放置 Passy-Muir 瓣膜，在气囊充气后给予正压通气会引起患者肺部失去呼气功能而造成重复膨胀。

2. 吸氧不足

如果患者气管插管困难，无法实施有效人工通气，预先吸氧不足会导致严重缺氧。在搬运患者途中氧气罐中 O_2 不足也会导致严重缺氧。

3. 导管脱出

在行俯卧位手术时，如果气管导管意外脱出，要再建立气道会非常困难。

4. 气道失控

在搬运患者途中，气管导管脱出会造成气道失控。

（二）用药方面的错误

1. 苯妥英钠使用错误

给予患者未稀释的苯妥英钠经静脉快速输注会引起难治性低血压、心律失常甚至死亡。

2. 氯化钾使用错误

给予患者未稀释的氯化钾经静脉快速输注会引起心室颤动和心脏停搏。

3. 抗毒蕈碱药物使用错误

在没有应用抗毒蕈碱药物（如格隆溴铵）的情况下给予新斯的明会引起心搏骤停、严重心动过缓和致命性的房室传导阻滞。

4. 琥珀胆碱使用错误

琥珀胆碱会引起高钾血症、心律失常和恶性高热等，在有禁忌证的情况下使用会导致死亡。

5. 误用过敏药物

如果患者对于某种药物过敏，在使用该药后会引起过敏反应，严重时会导致死亡。

（三）程序方面的错误

1. 局部麻醉药操作失误

在神经阻滞时不慎将局部麻醉药（简称局麻药）注入血管内会引起神经和心脏毒性，甚至威胁生命。

2. 麻醉方法选择错误

对凝血功能障碍的患者实施蛛网膜下腔阻滞或硬膜外阻滞会导致硬膜外血肿。

3. 中心静脉导管操作失误

在新植入或拔除中心静脉导管时操作失误可能会导致空气栓塞，并引起明显的血流动力学不稳定状态。

4. 未检查静脉气囊与管腔

静脉内压力系统因其静脉气囊或未预处理的静脉管腔内含有空气，在使用时可能会发生空气栓塞。

5. 止血带使用不当

对麻醉患者进行静脉置管后使用止血带时，若止血带压迫时间过长会导致肢体坏死。

6. 导管连接错误

如果将脑室引流管与加压肝素生理盐水相连接（对于可能已经有颅内压增高的患者）可能会使颅内压进一步增高。

五、麻醉质量保证

麻醉质量保证程序有多种形式，应包括在每天的工作程序之中，其目的是提高麻醉质量，减少麻醉伤害。

（一）文件报告

出现不良事件或不良结果应该书写完整的报告，尤其是对于需要随访的患者，以防止不良事件再次发生。报告应详尽记录发生的经过以及事件结局，避免判断性陈述。不良事件由科室质量控制委员会进行分析，该委员会通常可从事件的相关人员中获得补充情况，并就整体情况提出补救办法，有教育意义的案例应该在科室内进行案例讨论。应该对不良事件进行前瞻性和反馈性分析，以便判断和分析制度上的问题以及事件发展趋势。

（二）熟知有关标准和指南

麻醉医师应该知道其科室的安全准则和规范，包括术中监护、不良事件的处理、交接班程序、复苏的标准程序、围术期检查及药物设备的特殊程序和实践。

（三）进行安全培训

麻醉医师应进行安全培训以学习和掌握基本技能。安全培训应包括基本环境安全、交叉感染的预防和应急技能（例如，高级生命支持、高级创伤生命支持、高级小儿生命支持、麻醉危重情况的处理技术和恶性高热的治疗）。应特别关注学习基本的危急事件处理技能，包括角色分配（例如分配工作团队）、交流沟通（例如沟通时指令完整）、能源管理（例如管理人力、时间和设备）、支援的合理使用（例如合理分配职责和交叉核对信息）以及整体评价（例如避免固定的错误，保持随机应变的能力）。

（四）树立安全意识

安全是一个单位维持正常运转的重要保障。要维持单位的正常运转就必须树立安全意识，应该警钟长鸣，定期更新仪器设备，对工作人员不断地进行培训，总结经验，吸取教训。

六、麻醉基本监测标准

ASA 的麻醉基本监测标准适用于所有的麻醉处理，但在急诊时应优先给予基本的生命支持。所有的麻醉医师都应掌握完整的标准，该标准还指出了特殊情况的准备和例外处理。基本监测标准的关键要点如下。

（1）在实施任何一种麻醉的情况下（包括全身麻醉、局部麻醉和监测麻醉管理），麻醉的全过程必须有执业麻醉医师在场。

（2）持续评估患者的氧合功能（通过氧分析仪和脉搏血氧仪进行评估）、通气功能（通过临床体征和二氧化碳监测仪评估，气管内插管的患者必须使用连续呼气末二氧化碳分压监测，给予机械通气的患者必须使用可听到报警的监护设备进行监测）、循环功能（通过持续心电图监测评估，至少每 5 min 确定一次动脉血压，其他监测评估内容包括脉搏监测、心音监测、动脉内持续压力监测、超声外周脉搏监测等）和体温的变化。

七、交接班和团队沟通

1. 交接班

医护人员较少时，工作期间应注意合理安排休息时间。对于麻醉时间短暂的手术和麻醉特别复杂的手术应提高警惕，避免交接换人导致意外的发生。此外，麻醉记录应标记交接班时间。

2. 交接班检查

在交接班时，原负责的麻醉医师离开手术室前应交接以下内容。

（1）重要的病情内容：患者的诊断结果、手术类型、过敏情况、既往史、有关用药以及相关的实验室评估或检查结果。

（2）术中管理：手术情况、气道的评估和管理技术、麻醉计划和当前状况、目前的生命体征、任何明显的异常情况、静脉通路的评估及监测、失血量及容量状态评估（包括血库样品和血制品是否充足可用）、其他特殊药品的需求［例如麻醉药、骨骼肌松弛药（简称肌松药）、止吐药］以及患者的安置（包括复苏的地点和转运中所需的持续生命支持和监护）。

3. 与外科医师的沟通

为使术中管理尽可能完善，以及进一步诊断和治疗疾病，对于患者能耐受麻醉和手术的能力，麻醉医师应提前告诉外科主管医师。对于可能影响术后恢复的麻醉并发症，外科主管医师也应尽早告知患者。

4. 与其他医师的沟通

麻醉医师与其他医师的沟通旨在简要告知患者的相关病史及患者术中的情况。

八、麻醉意外的处理常规

1. 目的

建立麻醉意外处理常规是为了防治与麻醉意外有关的伤害，并查清楚造成意外的原因，以防再次发生类似事件。麻醉意外处理常规的处理措施是确保患者得到有效治疗，并防止仪器设备附件的丢失和变动，为患者的治疗和医护人员的安全提供必要的支持。

2. 责任确定

确定麻醉的主要责任人及其上级负责人、设备部门的责任人，以及事后随访者各自的责任和任务。

3. 与事件有关的麻醉实施者工作内容

对患者进行持续观察和治疗；尽快报告上级医师；不要丢弃仪器设备及任何有关的物品；在麻醉单上详细记录（包括麻醉机的编号）；不要随意更改记录，等待后期处理；必要时请上级医师会诊；提交处理报告；在病历上记录后期治疗经过和结果。

第二章　呼吸科手术麻醉

第一节　常见呼吸道疾病

一、阻塞性通气功能障碍疾病

（一）慢性阻塞性肺疾病

慢性阻塞性肺疾病（COPD）是一种常见的、可以预防和治疗的疾病，其特征是持续存在的气流受限，主要临床表现为呼吸系统症状，与慢性支气管炎和肺气肿有密切关系。

病理、生理特点为：①中心气道及周围气道（内径< 2 mm）慢性炎症，有黏液腺、杯状细胞增生，黏液分泌旺盛，纤毛运动功能受损。全身麻醉时要避免应用刺激呼吸道分泌功能的麻醉药，并及时清除气管内分泌物。②在周围气道损伤修复过程中，胶原增生、瘢痕形成可引起管腔狭窄。周围气道阻力增加，形成阻塞性通气功能障碍，第一秒用力呼气容积（FEV_1）占用力肺活量（FVC）比值（FEV_1/FVC）减少，呼气流量峰值（PEF）降低。肺容量改变，包括肺总量（TLC）、功能残气量（FRC）和残气量（RV）增高，肺活量（VC）减低等。手术尤其是上腹部及开胸手术可进一步损害肺功能，造成术后急性呼吸衰竭，术后可能需要长时间呼吸支持。③周围气道阻塞的部位和程度不同，肺泡内气体进入和排出的时间不一致，气流分布不均匀，而有些肺泡毛细血管因炎性纤维化致血流减少，但通气正常，这些都将造成肺泡通气 / 血流比例（V_A/Q）失调，换气功能障碍，影响麻醉药的吸收和排出，麻醉诱导和恢复减慢；全身麻醉药物可减弱缺氧性肺血管收缩（HPV），进一步加重V_A/Q失调。④早期缺氧导致广泛的肺血管痉挛，阻力增高；晚期糖蛋白和胶原沉着使血管壁增厚、狭窄甚至闭塞，导致肺动脉高压，重者可出现肺源性心脏病（简称肺心病）。患者的心肺代偿功能差，不能耐受缺氧、失血、输液过量和麻醉次数过多。⑤肺部发生炎症时，机体氧摄取增高，肺内分流增加，肺泡、终末毛细血管氧弥散受限，这些都可引起不同程度的低氧血症，因此麻醉中及手术后必须加强氧疗。

肺功能的检查（FEV_1/FVC、FEV_1、RV/TLC、RV 等）对确定气流阻塞及其严重程度，有重要诊断意义。由于FEV_1下降与 COPD 严重程度和预后相关性密切，故根据FEV_1占预计值的百分比可将 COPD 分为 1 级、2 级、3 级和 4 级。1 级为轻度，FEV_1 ≥ 80% 预计值；2 级为中度，FEV_1 为 50% ~ 79% 预计值；3 级为重度，FEV_1 为 30% ~ 49% 预计值；4 级为极重度，FEV_1 < 30% 预计值。1 级及 3 级需要

做动脉血气分析以了解动脉血氧分压（PaO_2）和动脉血二氧化碳分压（$PaCO_2$）的改变。

（二）慢性支气管炎

慢性支气管炎是指气管、支气管黏膜及其周围组织的慢性非特异性炎症。临床上以咳嗽、咳痰或伴有喘息及反复发作的慢性过程为特征。在早期，主要表现为小气道功能异常，而大气道功能的检查如 FEV_1、最大通气量（MVV）等多为正常。随着病情加重，管壁增厚，气道狭窄形成阻塞性通气功能障碍。呼气时间明显延长，FEV_1 显著降低；支气管的黏液腺及杯状细胞增生肥大，黏液分泌增加，纤毛功能减弱，炎性细胞浸润，黏液及炎性渗出物在支气管腔内潴留，易继发感染。病变加重时可出现呼吸困难、高碳酸血症和低氧血症，甚至呼吸衰竭。

吸烟是慢性支气管炎、肺气肿和 COPD 的要危险因素。长期吸烟的危害：①支气管黏膜的纤毛受损、变短，影响纤毛的清除功能；黏膜下腺体增生、肥大，黏液分泌增多，易阻塞细支气管。②下呼吸道巨噬细胞、中性粒细胞和弹性蛋白酶明显增多，释放各种细胞因子导致肺泡壁被破坏和间质纤维化。③烟雾中的 CO 和尼古丁对心血管系统有显著影响。尼古丁兴奋交感神经系统，引起末梢血管收缩，导致心率增快和心肌耗氧量增加。CO 与血红蛋白的结合力强，当碳氧血红蛋白浓度增加时，氧合血红蛋白量相对减少，组织氧供减少，并导致红细胞增多症及血液黏滞度增高。④吸烟除了致癌，还可引起胃酸分泌增加，诱发溃疡，降低食管下段括约肌的张力，造成反流性食管炎。

（三）阻塞性肺气肿

阻塞性肺气肿，由慢性支气管炎或其他原因逐渐引起的细支气管狭窄，终末细支气管远端气腔过度充气，并伴有气腔壁膨胀、破裂，临床上多为慢性支气管炎的常见并发症。慢性支气管炎并发肺气肿时，可引起一系列病理、生理改变。早期病变局限于细小气道，仅闭合容积增大，动态肺顺应性降低，静态肺顺应性增加。病变侵入大气道时，肺通气功能明显障碍，MVV 降低。随着病情的发展，肺组织弹性日益减退，出现肺泡持续扩大、回缩障碍及 RV 增加。阻塞性肺气肿日益加重，大量肺泡周围的毛细血管受肺泡膨胀的挤压而退化，致使肺毛细血管大量减少，肺泡的血流减少，此时肺区虽有通气，但无血液灌流，导致生理无效腔增大；部分肺区虽有血液灌流，但肺泡通气不良，不能参与气体交换，V_A/Q 失调，使换气功能发生障碍。通气和换气功能障碍可引起缺氧和 CO_2 潴留，发生不同程度的低氧血症和高碳酸血症，最终导致呼吸功能衰竭。

（四）支气管哮喘

支气管哮喘是一种以慢性气道变应性炎症和气道高反应性为特征的疾病。易感者对此类炎症可表现出不同程度的可逆性气道受限症状。临床上表现为反复发作的伴有哮鸣音的呼气性呼吸困难、胸闷或咳嗽，可自行或经治疗后缓解。若长期反复发作可使气道重建，导致气道增厚与狭窄，发展为阻塞性肺气肿。支气管哮喘发作时，广泛的细支气管平滑肌痉挛，管腔变窄，再加上黏膜水肿，小支气管被黏稠痰栓堵塞，从而引起气道阻塞而致严重通气不足，表现为呼气性呼吸困难、呼气时间延长、气流分布异常、肺泡有效换气面积减少。早期有缺氧，但 $PaCO_2$ 正常。随着病情加剧，$PaCO_2$ 升高，出现呼吸性酸中毒。根据有无过敏原和发病年龄的不同，临床上支气管哮喘又被分为外源性哮喘和内源性哮喘。外源性哮喘常在童年、青少年时发病，多有家族过敏史，为 I 型变态反应。内源性哮喘则多无明确过敏原，常在成年人中发病，无明显季节性，少有过敏史，可能由体内感染灶引起。哮喘发作时可并发气胸、纵隔气肿、肺不张；长期反复发作和感染可并发慢性支气管炎、肺气肿、支气管扩张症、间质性肺炎、肺纤维化和肺心病。

（五）支气管扩张症

支气管扩张症是慢性支气管化脓性疾病，由于支气管及其周围组织的慢性炎症破坏管壁，致支气管管腔扩张和变形。支气管扩张症的病理、生理主要表现为三方面：①气道动力学改变。扩张的支气管壁较薄弱，咳嗽时可引起该支气管陷闭和下游支气管阻塞，使咳嗽效能降低，分泌物潴留在支气管的管腔内不易排出，炎症因而进一步加重。②支气管黏膜的黏液纤毛运载系统功能降低，一方面是纤毛上皮的破坏导致，另一方面是分泌物内二硫键和脱氧核糖核酸（DNA）增加，使其内聚力增加导致清除变慢。③大部分患者有阻塞性通气功能障碍，有些为小气道功能异常；气体在肺内分布不均匀，可有生理无效腔增大，严重者有残气量增多、V_A/Q 失调及弥散功能障碍，造成患者低氧血症，长期低氧血症又可导致肺动脉高压和肺心病。支气管扩张症的主要临床表现为反复咳嗽、咳脓痰，以及出现肺部感染及慢性感染中毒症状。

（六）阻塞性睡眠呼吸暂停综合征

阻塞性睡眠呼吸暂停综合征（OSAS）指口和鼻气流中断但胸腹式呼吸运动仍存在，睡眠过程中，呼吸暂停和低通气事件持续至少 10 s；每小时累计超过 5 次，每 7 h 睡眠中超过 30 次。OSAS 的病理、生理表现为：低氧血症；可伴有高碳酸血症；心律失常，可表现为进行性心动过缓，以及呼吸暂停结束时的短暂心动过速；血流动力学改变，起初仅在睡眠时发生，随着病情的进展，在清醒状态下也可出现肺动脉高压，甚至引起肺心病；神经反射功能改变；呼吸中枢对 CO_2 和低氧刺激的敏感性降低。使用呼吸中枢抑制的药物时，可导致严重意外发生。

二、限制性通气功能障碍疾病

限制性通气功能障碍根据病因分为内源性限制性通气功能障碍及外源性限制性通气功能障碍。内源性限制性通气功能障碍主要指疾病引起功能性肺泡膜及呼吸膜的增厚，而使肺泡的充盈、萎陷及气体交换困难，如肺间质纤维化、肺炎性实变、硅沉着病、肺泡蛋白沉积症等。外源性限制性通气功能障碍主要是由胸廓的顺应性下降、外力压迫或膈肌功能减退而导致的有效肺泡容积下降，从而影响气体交换，如肋骨骨折、胸骨成形术后、胸廓畸形、神经肌肉疾病及过度肥胖等。病理、生理改变的主要特点是胸廓或肺组织扩张受限，肺顺应性降低。麻醉时应注意呼吸管理，适当增加辅助呼吸或控制通气的压力，以改善通气功能。

脊柱侧弯者，表现为一侧胸廓变形，肋间隙变窄，可影响胸廓扩张和正常呼吸运动。神经肌肉疾病如脊髓灰质炎、脊柱骨折或脊髓疾病引起的截瘫，均可致呼吸肌麻痹而导致限制性通气功能障碍，但这些患者的肺本身并无病变。

（一）胸腔积液

在正常情况下，胸膜腔内含有微量润滑液体，其产生和吸收处于动态平衡。任何病理原因引起胸腔膜液体加速产生和（或）吸收减少时，将会出现胸腔积液。胸腔积液的主要病因包括：①胸膜毛细血管静水压增高。②胸膜毛细血管壁通透性增加。③胸膜毛细血管内胶体渗透压降低。④壁层胸膜淋巴回流障碍。⑤损伤等所致的胸腔内出血。积液在 0.5 L 以上时，可有胸胀闷感；大量积液则伴有气促、心悸。根据积液量和病变部位，胸部有相应体征和影像学表现。

（二）硅沉着病

硅沉着病是由于长期吸入大量含有游离二氧化硅的粉尘，以肺部广泛结节性纤维化为主要病理改变。吸入二氧化硅刺激呼吸道引起的反射性咳嗽、胸闷和气急的程度与病变范围及性质有关。因肺组织代偿能力强，早期患者肺功能损害不明显。随着肺纤维化增多，肺弹性减退，可出现限制性通气功能障碍，如 VC、TLC 和 RV 均降低，而 FVC 和 MVV 尚属正常。若伴阻塞性通气功能障碍时，VC、FVC 和 MVV 均减少，同时合并弥散功能障碍，严重时可有低氧血症和 CO_2 潴留。

（三）肥胖症

因体脂增加使体重超过标准体重的 20% 或体重指数（BMI）大于 $28\ kg/m^2$ 的异常状态称为肥胖症。过多的脂肪尤其是腹腔内脂肪增多，可使膈肌上抬并限制胸廓呼吸运动，胸廓顺应性降低，FRC 及呼吸储备明显减少。肥胖症可致舌肌张力降低和舌根脂肪堆积，易致舌后坠而引起上呼吸道阻塞。当肥胖症患者取平卧位或头低位时，膈肌可因腹腔内容物及腹壁、腹腔内脂肪的重量而显著上移，由此可致肺容量显著减少，限制性通气功能障碍，呼吸做功增加。肥胖症患者站立时，胸腔内垂直压力梯度增加，可使下位区的肺组织严重受压，小气道闭合，导致 PaO_2 降低和 $PaCO_2$ 增高，$PaCO_2$ 常超过 48 mmHg[①]。长期缺氧可发生继发性红细胞增多症、肺动脉高压，形成肺心病而致心力衰竭。

---

① 1 mmHg ≈ 0.133 kPa。

第二节　术前评估、麻醉前准备和麻醉选择

患呼吸道疾病的患者往往心肺代偿功能不足，围术期发生并发症的概率高于常人，因此麻醉前应充分了解患者的病史及其病理、生理特点，进行充分的术前评估和麻醉前准备，根据患者的手术和并发症情况更加合理地选择麻醉方式，便于术中管理和术后治疗，降低围术期的死亡率，提高麻醉质量。

一、术前评估

（一）病史和体检

详细了解病史及疾病的诊治过程。特别注意：①咳嗽。是否长期咳嗽，咳嗽的性质及咳嗽的昼夜变化。②咳痰、咳血。观察痰的量、颜色、黏稠程度，痰是否易于咳出，改变体位对于排痰有无帮助。若咯血应了解咯血量。③呼吸困难。呼吸困难的性质（吸气性、呼气性、混合性）；静息时是否有呼吸困难发生，有则提示心肺代偿差，对麻醉、手术耐受均不佳。④吸烟史。对于吸烟者应了解每日的吸烟量、吸烟年限、术前最后一次吸烟的时间。每日吸烟量大于 10 支者，术后肺部并发症的发生率将增加 3 ～ 6 倍。⑤疾病诱发因素。如支气管哮喘患者是否有特异的过敏原。⑥治疗史。抗生素、支气管扩张剂以及糖皮质激素的应用情况（包括剂量及用法），因呼吸系统疾病入院治疗的次数。

体检时应该注重以下体征：①体形及外貌。肥胖症、脊柱侧弯可引起肺容积变小和肺顺应性下降，易出现肺不张和低氧血症。营养不良、恶病质的患者呼吸肌力量弱，免疫力下降，易合并感染。观察口唇、甲床有无发绀。②呼吸情况。呼吸频率大于 25 次 / 分是呼吸衰竭早期的表现；呼气费力提示有气道梗阻；随着膈肌和肋间肌负荷加重，辅助呼吸肌的作用增强，出现反常呼吸时提示膈肌麻痹或严重功能障碍。COPD 患者可表现为桶状胸；如果胸壁不对称可能伴有气胸、胸腔积液或肺实变。③胸部听诊具有重要意义，COPD 患者呼气相延长，呼吸音低；痰液潴留时可闻及粗糙的湿啰音，位置不固定，可在咳痰后消失；若啰音固定则可能为支气管扩张症或肺脓肿；小气道痉挛时可闻及音调较高的哮鸣音，见于支气管哮喘或慢性喘息性支气管炎患者。④肺气肿患者的肺部叩诊呈过清音，叩诊呈浊音者提示有肺实变。⑤合并肺动脉高压、肺心病、右心功能不全可有颈静脉怒张、肝 - 颈静脉回流征阳性，心脏听诊可闻及第二心音分裂。

呼吸系统疾病的患者构成手术和麻醉的危险因素有：①高龄，随着年龄增大，肺泡总面积减少，闭合气量增加，肺顺应性下降，并发症多。②肥胖。③一般情况差。④吸烟者，即使没有肺部疾病史，其术后并发症发生率也明显升高。⑤肺部疾病史，如 COPD、支气管哮喘和 OSAS 病史。COPD 病史是最重要的危险因素，尤

其对于严重 COPD 者，术后并发症发生率明显升高。⑥手术部位和时间，手术部位越接近膈肌，手术时间越长，并发症越多。⑦麻醉方式，全身麻醉较椎管内麻醉和局部麻醉更容易出现各种并发症。

（二）实验室检查

慢性呼吸系统疾病的患者血红蛋白大于 160 g/L、血细胞比容大于 60% 往往提示有慢性缺氧。

患者术前应常规行胸部正侧位 X 线检查。合并肺心病和肺动脉高压的患者心电图可发生改变，如心电轴右偏、肺性 P 波、右心室肥厚及右束支传导阻滞，应行超声心动图进一步了解心脏功能。

动脉血气分析是评价肺功能的一项重要指标，能够反映机体的通气情况、酸碱平衡、氧合状况以及血红蛋白含量，从而反映患者肺部疾病的严重程度、病程急缓。如果病情较重、持续时间长就会存在慢性高碳酸血症和低氧血症，但是 pH 值仍在正常范围内。对于严重肺部疾病患者，进行动脉血气分析是十分必要的。$PaCO_2 > 45$ mmHg 时，术后呼吸系统并发症明显增加。

（三）术前肺功能的评估

术前肺功能的评估有助于了解肺部疾病的性质、严重程度以及病变是否可逆。年龄 ≥ 60 岁，既往有肺部病史、吸烟史以及拟行肺叶切除的患者需要常规行肺功能评估。

1. 简易的肺功能试验

（1）屏气试验：正常人的屏气试验时间可持续 30 s 以上，持续 20 s 以上者一般麻醉危险性小；若持续时间低于 10 s，则提示患者的心肺储备能力很差，常不能耐受手术与麻醉。

（2）测量胸腔周径法：测量深吸气与深呼气时，胸腔周径的差别，差值超过 4 cm 以上者提示没有严重的肺部疾病和肺功能不全。

（3）吹火柴试验：患者安静后深吸气，然后张口快速呼气，能将置于 15 cm 远的火柴吹熄者，提示肺功能储备良好，否则提示肺功能储备下降。

（4）吹气试验：嘱患者尽力吸气后，能在 3 s 内将气体全部呼出，提示 FVC 基本正常；若需 5 s 以上才能完成全部呼气，提示有阻塞性通气功能障碍。

2. 肺功能测定

肺功能测定需通过肺活量计来进行，先让患者吸足空气，然后将吸入的空气用力快速呼入肺活量计直至残气位。从时间 – 容量曲线可以得出 FVC、RV、最大呼气中期流速（MMFR）、MMV 等重要指标。这些指标有助于评估术后发生肺部并发症的危险性。

3. 肺灌注显像

有效地判断肺内各血流分布、肺血管狭窄或栓塞等情况，可为肺功能评估提供有力的参考。

二、麻醉前准备

麻醉前准备的目的在于改善呼吸功能，提高心肺代偿功能，增加患者对手术和麻醉的耐受。进行麻醉前准备时应区分病变是否可逆，对于可逆性病变要尽可能纠正。可逆性病变包括：支气管痉挛、呼吸道感染、痰液潴留、心源性肺水肿、胸腔积液、肥胖和胸壁损伤等。下列病变则属不可逆：肺气肿、肿瘤所致的局限性肺不张、脊柱侧弯、脊椎损伤和肺间质纤维化。经过充分的术前准备可减少患者术中、术后并发症，减少在 ICU 的住院天数。

（一）常规准备

对于长期吸烟者，术前应尽可能戒烟，时间越早越好。术前戒烟 6～12 周较为理想。实际上戒烟十分困难，但术前应至少禁烟 2 周，才能减少气道分泌物和改善通气。指导患者进行呼吸锻炼，在胸式呼吸已不能有效增加肺通气量时，应练习深而慢的腹式呼吸。呼吸锻炼、咳嗽等手段有助于分泌物的排出及增加肺容量，降低术后肺部并发症的发生率。合并有胸腔积液者，积液量较大并影响 FRC 时，可行胸腔穿刺引流液体或放置引流装置。存在张力性气胸者应放置胸腔闭式引流管，行全身麻醉前 24 h 不能拔出引流管。

（二）解除支气管痉挛

支气管哮喘和慢性支气管炎都可出现支气管痉挛，支气管痉挛是围术期常见的可逆性阻塞性病变，在支气管痉挛未消除时，任何择期手术都应推迟。临床常用的支气管扩张剂包括：抗胆碱药、β_2 受体激动剂以及茶碱类药物。对于部分急重症患者，可用 β_2 受体激动剂或抗胆碱药雾化吸入，因为这两种药物剂量大、使用方便，效果较好。术前接受此类治疗的患者应坚持用药至手术当日。

1. 抗胆碱药

异丙托溴铵起效时间比 β_2 受体激动剂慢，但作用时间长，雾化吸入，可持续作用 4～6 h，血药浓度达峰时间为 30～90 min。剂量为每次 40～80 μg（每喷 20 μg），每天 3～4 次。副作用小，可以长期应用，少有耐药。与 β_2 受体激动剂联合应用可产生叠加效应，较单一用药效果好。

2. β_2 受体激动剂

β_2 受体激动剂主要有沙丁胺醇等制剂。雾化吸入沙丁胺醇，5～15 min 开始起效，血药浓度达峰时间为 1 h 达最大效应，持续作用 4～5 h。剂量为每次 100～200 μg（每喷 100 μg），每 24 h 不超过 8 喷，主要用于缓解支气管痉挛。口服其长效缓释制剂可缓解夜间与清晨的支气管痉挛。与支气管哮喘患者相比，COPD 患者应用 β_2 受体激动剂的治疗效果稍差。

3. 茶碱类药物

茶碱类药物在 COPD 患者中应用较为广泛。与前两者相比，茶碱类药物的支气管扩张作用类似或稍弱。缓释型茶碱类药物应用 1～2 次/天，即可达到有效的血药浓度，对于夜间发作的支气管痉挛有较好的疗效。在应用茶碱类药物时应注意监测血药浓度，血药浓度达到 5 μg/mL 即有治疗效果，血药浓度 ≥ 20 μg/mL 时可产生副作用。茶碱类药物与沙丁胺醇或异丙托溴铵共用，可达到最大限度的解除痉挛作用。

4. 糖皮质激素治疗

糖皮质激素通常用于使用支气管扩张剂疗效不佳的患者，其临床效应需几个小时才能产生。糖皮质激素能够减少气道炎症和反应性水肿、黏液分泌。常用药物如氢化可的松，每 8 h 静脉给药 1 次，每次 100 mg。COPD 患者应用糖皮质激素应谨慎，在 COPD 急性加重期，当可能合并支气管哮喘或对 β_2 受体激动剂有肯定效果时，可考虑口服或静脉滴注糖皮质激素，但要尽量避免长期大剂量应用。

（三）抗感染治疗

急性呼吸道感染患者的手术应在感染好转后进行。合理应用抗生素是治疗呼吸道感染的关键，痰液或气道分泌物的致病菌培养加药敏试验有助于抗生素的选择。在致病菌未能确定时，常根据经验用药，对于病情较重的患者宜选用广谱抗生素。抗感染同时还要清除气道分泌物，否则痰液潴留会导致感染不愈，而且在停药后易使致病菌成为耐药菌株，造成治疗困难。

（四）祛痰

目前祛痰药主要有两类。一类为黏液稀释药，如氯化铵每次 0.3 ～ 0.6 g 口服，3 次 / 天，但疗效不确切，特别在痰液黏稠时几乎无效。另一类为黏液溶解药，如氨溴索，氨溴索可促进黏痰的溶解，降低痰液与纤毛的黏着力，促进痰液的排出。除口服祛痰药物外，雾化、体位引流、胸背部拍击均有利于痰液的排出。

经祛痰处理后，患者的呼出气体流速、$PaCO_2$ 恢复正常，痰量减少，胸部听诊哮鸣音减少或消失提示治疗反应良好，达到较为理想的状态。

（五）麻醉前用药

阿片类药物具有镇痛、镇静作用，苯二氮䓬类药物是有效的抗焦虑药物，但是两者都能显著抑制呼吸中枢，作为麻醉前用药应该谨慎。对于情绪紧张的患者，如果肺功能损害不严重可以使用。严重呼吸功能不全的患者应避免使用。应用抗胆碱药可抑制迷走神经反射，减少气道分泌物，减轻插管反应，但是会增加痰液黏稠度，不利于痰液排出。应根据患者具体情况应用，常用药物包括阿托品、东莨菪碱。H_2 受体拮抗剂能诱发支气管痉挛，不宜应用。术前应用支气管扩张剂者应持续用药至麻醉诱导前。

三、麻醉选择

麻醉选择应结合患者的具体情况而定，理想的麻醉方法和药物选择原则应是：①呼吸循环干扰少。②镇静、止痛和肌肉松弛作用好。③手术不良反应少。④术后苏醒恢复快。⑤并发症少。

（一）麻醉方法的选择

局麻和神经阻滞麻醉对呼吸功能影响小，可保留自主呼吸，患者能主动咳出气道分泌物，用于合并呼吸系统疾病的患者较为安全，但适用范围较局限。

椎管内麻醉的镇痛和肌肉松弛效果好，适用于下腹部、下肢手术。椎管内麻醉的蛛网膜下腔阻滞对血流动力学干扰较大，麻醉平面较难控制，在重症 COPD 的患者依靠辅助肌参与呼吸时，可能使患者咳嗽及清除分泌物的能力下降，导致呼吸功能不全甚至呼吸衰竭，因此应慎用。椎管内麻醉的硬膜外阻滞的阻滞范围与麻醉药种类、浓度、剂量都有关系，麻醉平面不宜高于第 6 胸椎（T_6）水平，否则影响呼吸肌功能，阻滞肺交感神经丛，易诱发支气管哮喘。

呼吸功能储备下降的患者，如高龄、体弱、腹腔巨大肿瘤、上腹部手术、开胸手术及时间较长且复杂的手术宜选用全身麻醉。全身麻醉时使用气管插管便于术中管理，可保证术中充分的氧供；吸入麻醉药可通过呼吸道排出，不会产生后遗的镇静效应，吸入麻醉药还有扩张支气管的作用，可解除术中支气管痉挛。但是全身麻醉也有一定不足：吸入干燥气体不利于鼻腔的分泌物排出；吸入麻醉药抑制纤毛运动而影响排痰；气管导管对气道产生刺激；气管插管使 FRC 减少，肺泡无效腔增大，影响肺内气体的分布和交换。进行全身麻醉时，要防止麻醉装置引起气道阻力和无效腔增加，应选用粗细合适的气管导管，最好选用低压充气套囊，防止气管黏膜受压，影响纤毛功能。

（二）麻醉药物的选择

吸入麻醉药中，氟烷麻醉效能强，诱导及苏醒迅速，对呼吸道无刺激，可直接松弛支气管平滑肌，但是会增加心肌对儿茶酚胺的敏感性，诱发心律失常。恩氟烷、异氟烷对气道无刺激，不增加气道分泌物，有扩张支气管平滑肌的作用，可降低肺顺应性和 FRC。有研究显示，七氟烷的支气管扩张作用最强。氧化亚氮对呼吸道没有刺激性，不引起呼吸抑制，麻醉效能较低，需和其他吸入麻醉药联合应用。

静脉麻醉药中，硫喷妥钠对交感神经的抑制明显，副交感神经占优势，抑制呼吸中枢，可诱发喉头痉挛和支气管痉挛，支气管哮喘患者不宜使用。氯胺酮可使支气管扩张，适用于支气管哮喘患者，但氯胺酮可增加肺血管阻力，使肺动脉压升高，禁用于有肺动脉高压者。丙泊酚对呼吸轻度抑制，对喉反射有一定的抑制，但引起喉痉挛很少见，可用于支气管哮喘患者。

对于有慢性喘息性支气管炎或支气管哮喘的患者，全身麻醉药中，选择肌松药时应避免促进组胺释放的药物。氯化琥珀胆碱、筒箭毒碱、阿曲库铵、米库氯铵都有促进组胺释放作用，应避免使用。维库溴铵、泮库溴铵、哌库溴铵及顺式阿曲库铵等无促组胺释放作用，均可应用。麻醉性镇痛药中，吗啡的促组胺释放作用可引起支气管收缩，从而可诱发支气管哮喘，而且吗啡可抑制小支气管的纤毛运动，应避免用于支气管痉挛的患者。芬太尼有抗组胺的作用，能缓解支气管痉挛，可在术中应用。

第三节 麻醉期间管理

麻醉实施的原则为：①加强呼吸循环监测。②维持呼吸道通畅和足够的通气量，防止缺氧和 CO_2 蓄积，避免 $PaCO_2$ 长时间低于 35 mmHg，否则可引起脑血管痉挛和供血不足。③维持循环稳定，避免血压过高或过低，预防心律失常，及时纠正休克。④纠正酸碱平衡失调及电解质紊乱，合理控制输血输液，防止过量或不足。⑤在满足手术要求的前提下，尽可能减少麻醉药用量，全身麻醉药用量不宜过多，椎管内麻醉的阻滞范围不宜过广。

一、全身麻醉的管理

对于不同的呼吸系统疾病，全身麻醉的管理有不同的要求。麻醉过程中需要根据疾病的病理、生理，术中病情变化，患者的治疗反应及时作出判断，并选择个体化的处理方案。

（1）对于严重的 COPD 患者，其心肺功能极其脆弱，麻醉诱导和维持既要有效地消除患者的应激反应，又要保持患者血流动力学的稳定。麻醉中应注意：①麻醉诱导的药物应小剂量缓慢给予，麻醉维持采用低浓度吸入麻醉复合硬膜外阻滞的方法为宜。②选择通气模式为小潮气量，延长呼气时间，必要时加用呼气末正压通气（PEEP）以防止呼气初细支气管萎陷闭合。吸呼比宜为 1 :（2.5 ～ 3），并根据监测 $PaCO_2$ 的情况和血气分析调节呼吸频率，使 $PaCO_2$ 保持在允许的范围。③术中要彻底清除呼吸道分泌物，但吸引次数不宜频繁，吸痰前应加深麻醉、提高 O_2 浓度，每次吸痰持续时间不超过 10 s。④对呼吸道分泌物多而潮气量小的危重患者，手术完毕时可做气管切开，以减少解剖无效腔，便于清理呼吸道及施行呼吸支持治疗。

（2）OSAS 患者全身麻醉应注意：①麻醉诱导中因上呼吸道张力消失和舌后坠，导致上呼吸道障碍远较正常人多见且严重，此类患者目前多主张清醒插管，尤其是保护性反射已严重消退的重症患者，应用带套囊的气管导管进行插管，保证气道开放十分重要。②麻醉维持中需要控制呼吸并调节 $PaCO_2$ 至术前水平，避免应用肌松药。③ OSAS 患者拔管前麻醉应完全恢复，清醒拔管是必要的，尽管患者意识基本清醒，但麻醉药的残余作用并未完全清除，有可能诱发呼吸暂停。

（3）限制性通气障碍患者麻醉诱导及维持应尽量少用抑制呼吸的药物以避免术后对呼吸的影响；为避免通气不足，采用小潮气量、高频率的正压通气，但术中正压通气的气道压力仍可能较高，可增加肺部气压伤、气胸的危险；肺功能受损的患者术后早期需要呼吸支持。

二、椎管内麻醉的管理

椎管内麻醉尤其是上胸段硬膜外阻滞，可明显降低呼吸储备功能而致通气不足，麻醉期要注意：①肥胖患者由于硬膜外腔脂肪过多，导致相应腔隙缩小，因此必须减少硬膜外阻滞的用药量。②为减轻对呼吸功能的影响，硬膜外阻滞的局麻药宜低浓度（1.0%～1.5%利多卡因、0.15%丁卡因、0.25%～0.50%布比卡因）、小剂量，并尽量控制阻滞平面在T_6以下。③进行高平面（T_6以上）硬膜外阻滞时，注药后20～30 min药物对呼吸的影响最大，此时腹肌松弛无力，呼吸动作显著减弱，因此，必须及时吸氧，备好麻醉机，必要时行面罩吸氧辅助呼吸。④必须做到麻醉完善，谨慎应用镇痛、镇静药物。阿片类药物、巴比妥类药物和安定类药物能抑制缺氧对呼吸功能的驱动，对依靠低氧血症刺激通气反应而维持呼吸功能的患者，如肺心病、阻塞性肺气肿患者，如盲目滥加这些镇痛、镇静药，可抑制呼吸中枢，引起舌后坠，导致呼吸道梗阻。⑤如患者血压下降，应及时处理，否则将进一步加重呼吸功能不全。⑥术毕可留置硬膜外导管，以备术后镇痛治疗。

三、麻醉期间监测

（1）麻醉期间除常规监测血压、脉搏、呼吸及心电图外，必要时还需要监测直接动脉压、中心静脉压及肺动脉楔压，以随时了解手术、麻醉及体位对循环功能的影响。应加强呼吸的监测，以判断全身麻醉后能否拔除气管导管及是否需要继续进行呼吸支持治疗。

（2）呼吸功能的常规监测包括呼吸频率、幅度和节律；呼吸音的强度、音质及时相的变化；指甲、口唇黏膜、眼睑有无发绀。条件允许时还需监测下列指标：①脉搏血氧饱和度（SpO_2），进行连续性无创监测，由于SpO_2与血氧分压的关系密切，可及时反映机体的血氧变化，是指导呼吸管理、术中供氧、拔管及呼吸机治疗指标。②呼吸容量，包括潮气量、分钟通气量及呼吸频率。机械通气时不能以呼吸容量表显示的数字作为通气量是否正常的唯一指标，应结合其他临床体征（如胸廓的运动、呼吸音大小）进行综合判断。③呼吸力学，包括气道压力、阻力、肺顺应性及胸廓顺应性的监测。机械通气时，气道压力的高低是反映通气阻力的重要指标，压力过高一般由气道阻力增高或肺顺应性下降引起。气道阻力增高的常见原因有气道梗阻、痰液或血块阻塞及各种原因所致的支气管痉挛；肺顺应性下降常由肺充血水肿，麻醉过浅肌肉松弛不够所致，此外，肥胖、俯卧位也可使胸廓顺应性下降。④血气分析监测，可了解$PaCO_2$、碱剩余（BE）及血红蛋白（Hb）等重要指标，反映呼吸、循环功能的变化和酸碱平衡情况，对呼吸、循环的管理有重要的指导意义。$P_{ET}CO_2$正常值为35～45 mmHg，影响$P_{ET}CO_2$的因素包括CO_2量、肺换气量、肺血流灌注及机械因素。⑤呼气末二氧化碳监测可用来评价整个气道及呼吸回路的通畅情况、通气功能、循环功能、肺血流状态，还可指导麻醉机呼吸通气量的调节，为肺部严重病理改变提供早期依据。⑥呼吸力学连续气道监测（CAM）。能在最接近患者的气管导管口或面罩外口处连续无创监测通气压力、容量、流速、顺应性和阻力等 14 项通气指标，且以肺顺应性环（压力容积环和流量容积环）为主进行综合分析。该监测可指导术中管理，有助于早期发现呼吸异常，并分析其原因，做出及时处理。

第四节 术后麻醉恢复期管理

有研究表明，在呼吸道疾病的术后死亡患者中，13% ~ 25% 的患者死于肺部并发症。妥善的术后麻醉恢复期管理，对预防并发症、降低围术期死亡率有重要意义。对于术后麻醉恢复期存在严重呼吸功能不全伴有肺部感染的患者，建议转往 ICU 继续呼吸支持治疗后再拔管。术后麻醉恢复期通气不足的常见影响因素有：①麻醉药物的残余作用，以及术后重复应用镇痛药，均可使通气量减少，咳嗽反射减弱，甚至呼吸明显抑制。②椎管内麻醉阻滞平面达胸平面时，在麻醉作用消退前将影响通气。③术后因切口疼痛致膈肌活动减弱，以及术后腹胀、胸腹部敷料包扎过紧等因素，均可限制通气而使患者出现低氧血症。④ FRC 减少及咳嗽无力可致肺不张，肺内分流增加，V_A/Q 失调，加重低氧血症。术后麻醉恢复期需针对上述影响因素做出相应处理，尤其是应注意以下几方面的问题。

一、保持呼吸道通畅

术后因上呼吸道肌肉松弛、舌后坠或咽后壁阻塞可导致上呼吸道阻塞，可将患者下颌向前上提起，使其头尽量后仰，如果长时间舌后坠可用口咽通气或鼻咽通气。对于气道高反应的患者，要及时清除呼吸道分泌物，尽早应用支气管扩张剂。

手术创伤和吸入麻醉药均可抑制肺泡表面活性物质，致肺顺应性降低，肺泡萎陷；痰液潴留于气管，可引起支气管阻塞及肺不张，易继发肺内感染。因此术后要鼓励患者主动咳嗽，深呼吸。麻醉医师还可拍击患者胸壁，结合体位引流，协助排痰。祛痰药可使痰液变稀，黏稠度降低，易于咳出，且能提高呼吸道黏膜纤毛功能，改善痰液转运功能，氨溴索是预防术后肺部并发症的有效药物。尽早开始雾化吸入，将雾状微小颗粒的水溶性药物吸入呼吸道，湿化呼吸道，使分泌物容易排出，解除肺部水肿和支气管痉挛。常用于雾化吸入的药物包括庆大霉素、糜蛋白酶及地塞米松。对于痰液黏稠无力咳出者，可通过纤维支气管镜清除痰液。当咳痰无力、呼吸功能严重不全，合并神志恍惚或昏迷者，应及时气管插管或气管切开、彻底吸痰、供氧。

二、氧疗

有研究表明，上腹部手术后约有 30% 的患者出现低氧血症，尤其有心肺疾病、肥胖、高血压、年龄大于 60 岁及吸烟者，术后低氧血症的发生率可高达 60%。氧疗可提高氧分压及血氧饱和度，纠正或缓解缺氧状态，防止重要器官的缺氧性损伤及代谢障碍。氧疗对换气障碍所致的缺氧有良好效果，对于通气障碍、贫血和心源性低氧血症，应在治疗原发病的基础上给予氧疗，对于严重的右向左分流的低氧血症则效果不明显。临床上常用的氧疗方法包括：①鼻导管（鼻塞）给氧法，此法方便安全，但氧浓度（FiO_2）不稳定，适用于轻度及恢复期呼吸衰竭的患者。②面罩给氧法，常用普通面罩及储氧面罩，普通面罩氧流量为 5 ~ 10 L/min，FiO_2 可达 50%；储氧面罩氧流量为 5 ~ 15 L/min，FiO_2 可达 90%。对于清醒合作的患者，应用面罩持续气道正压通气（CPAP）对于改善氧合较有效，可持续应用，也可每小时应用 15 min，常用于顽固性肺不张患者。③气管内给氧法，保留气管导管，适用于病情较重、神志不清、必要时需做人工呼吸的患者。估计非短期病情（3 ~ 5 d）且可好转者应及早考虑气管切开，便于护理，但要注意继发肺部感染。

如果长时间吸氧且 $FiO_2 \geqslant 50\%$ 后，对慢性缺氧及低氧血症患者反而不利，原因为：①可抑制低氧对呼吸中枢的刺激作用，导致通气量减少，甚至发生高碳酸血症、呼吸暂停。②易造成吸收性肺不张和小气道关闭。③抑制气管黏膜纤毛运动，减弱呼吸道防御能力。

当患者原发病好转，全身情况良好，并达到以下指征时可停止氧疗：①发绀消失，动脉血氧饱和度 > 90%。②神志清醒，精神状态良好。③血气分析恢复，PaO_2 上升，为 60 ~ 70 mmHg 并保持稳定。④无呼吸困难症状。在停止氧疗前，应间断吸氧数日，使用呼吸机者应有脱机训练，方可完全停止氧疗。

三、术后疼痛管理

疼痛与术后呼吸系统并发症之间的关系日益受到重视。疼痛可抑制患者术后深呼吸及咳嗽、排痰能力，易引起肺不张、肺部感染等并发症；妨碍患者进行早期活动，不利于患者的术后康复；不合理的镇痛方法同样会抑制患者的呼吸及排痰能力。进行有效镇痛并防止其副作用是减少术后呼吸系统并发症的关键。对呼吸功能不全者，术后应谨慎应用麻醉性镇痛药，一般禁用吗啡。尽量使用对呼吸无抑制的镇痛方法，如椎旁及肋间神经阻滞、硬膜外阻滞等。通过适当处理伤口疼痛和氧疗对预防术后并发症、降低手术死亡率有重要意义。局麻药肋间神经阻滞、双侧阻滞可能减弱咳嗽力量。硬膜外给予阿片类药物的镇痛效果较好，但易出现尿潴留、瘙痒等副作用，仍可能发生呼吸抑制，需加强呼吸监测。目前多联合应用低浓度局麻药及麻醉性镇痛药（如 0.2% 罗哌卡因加芬太尼）进行术后疼痛管理，联合用药的优越性在于可以减少局麻药及麻醉性镇痛药的用量，提高镇痛效果，减少不良反应的发生。

第三章 消化科手术麻醉

第一节 麻醉前准备

根据要求对接受消化科手术的患者进行全面的病史采集和体格检查，主要包括以下内容。

一、术前液体状态的评估

病理状态可引起机体容量、稳态等方面的严重紊乱，产生低血容量和贫血。机体液体缺乏主要源于摄入不足，水和电解质流入腹部组织，导致液体的丢失。

（一）液体丢失的机制

患者液体摄入不足或不能摄入可出现在术前各个阶段。胃肠道梗阻可能妨碍患者饮食的摄入。胃肠道慢性疾病患者由于食欲缺乏会引起长期的液体摄入不足。

呕吐或鼻胃管引流可引起明显的体液丢失，尤其见于伴有肠梗阻的患者，肠梗阻时体液流入肠腔，或腹膜炎时体液流入间质组织。所以应对呕吐物、引流液的量、性质（是否含有血）、持续时间以及呕吐的频率予以评估机体的体液丢失量。

若出血来源于胃肠道，如溃疡、肿瘤、食管静脉曲张、憩室、血管发育异常和痔，可能会引起正常血容量贫血或低血容量性贫血。由于血液浓缩，所测得的血细胞比容会相对增高。

肠道感染等疾病引起的腹泻或用泻药做肠道准备会引起明显的细胞外液丢失。发热可增加不显性失水。

（二）低血容量的体征

生命体征随体位的改变而变化，表明有轻度到中度的低血容量，严重的低血容量会引起心动过速和低血压。黏膜干燥、皮肤斑纹、皮肤的充盈及温度降低，表明低血容量导致外周组织灌注降低。

（三）实验室检查

实验室检查包括血细胞比容、血清渗透压、血尿素氮（BUN）、尿蛋白 - 肌酐比值、血清和尿中电解质浓度和尿量测定。这些检查有时有助于容量缺失的评估，但是没有一项实验室检查能肯定地表明血管内的容量状态。

（四）有创监测

如果单独通过临床评估无法确定患者的血管内容量状态，那么中心静脉压和肺动脉压力有创监测就很有必要。

二、腹部急诊手术的麻醉前准备

所有行腹部急诊手术的患者均应按照饱胃处理。为了把误吸的危险性降到最低，应当在快速诱导时压迫环状软骨或在患者清醒时插管。术前使用H_2受体拮抗剂和口服非颗粒状抑酸药可降低胃液的酸度。甲氧氯普胺可减少胃容量，但不适用于肠梗阻的患者。

第二节　胃肠道手术的麻醉

胃肠道手术为常见的手术类型，用于处理消化道病变。其特点为术前往往需要长时间的肠道准备，有些特殊患者（如炎性肠病、肠梗阻患者）禁食、禁水的时间更长，因此在麻醉处理上需要充分考虑该特点。对于胃肠道疾病急诊患者，往往存在肠梗阻，因此在插管时应按照饱胃患者处理。

一、麻醉前访视

对胃肠道疾病患者的麻醉前访视除需要了解一般情况外，还需要重点评估患者的循环状态及代谢情况。

（1）循环状态：注意患者禁食、禁水时间以及肠外营养时间，了解近期的血常规、肝肾功能检查结果，根据情况决定是否需要术前输血、输注白蛋白。对于并发肝脏疾病患者，还应该注意患者的凝血情况，必要时纠正凝血功能。对于存在脾功能亢进状态的患者，还应该注意血小板计数，必要时输注血小板，同时术前零准备足够的血小板。

（2）代谢情况：由于鼻胃管引流易导致患者代谢紊乱，术前应该进行积极纠正和改善。目前胃肠道疾病急诊患者数量有增多的趋势，而且发病时往往已经出现感染性休克。因此胃肠道疾病急诊患者除一律按照饱胃患者处理外，还应注意处理感染性休克。

二、术中麻醉管理

对于胃肠道疾病患者，通常采用全身麻醉和气管插管技术。对于某些短小手术（例如疝修补术），可以使用硬膜外阻滞。

对于择期手术患者，通常采用经口麻醉快速诱导技术。在插管之前，需要评估患者的饱胃状态，必要时放置胃管，在插管前进行吸引，减轻胃潴留程度。对于胃肠道疾病急诊患者，一律按照饱胃患者进行麻醉诱导，如放置胃管、使用去极化肌松药、避免加压通气、进行环状软骨压迫等。如果此时仍然发生误吸，可在插管后进行气管内吸引，用少量生理盐水进行气管内冲洗，术后返回ICU加强治疗，以便减少误吸相关的并发症。总体来说，一旦发生误吸，患者的预后往往不良，因此对胃肠道疾病急诊患者必须提高警惕。

麻醉的维持可以采用吸入和静脉麻醉，但是如果患者循环不稳定，首选吸入药。对于存在胃肠道梗阻的患者，不得使用氧化亚氮。

由于胃肠道手术术野往往较大，因此造成的液体丢失也常多于其他手术。在术中进行液体管理时，除了考虑一般补液量，还应该计算患者胃肠道手术野大造成的液体丢失量，但是液体复苏总量应该以患者循环状态进行计算，例如根据中心静脉压、尿量及乳酸水平进行计算，不应该生搬计算公式。除了液体管理外，还应该定期进行血气分析，以评估电解质水平以及循环灌注状态，以便指导下一步治疗。

三、术后疼痛管理

危重患者、发生误吸的患者往往需要在 ICU 进行加强治疗，以便改善预后。

胃肠道疾病患者的切口往往比较大，术后疼痛发生率高，因此建议对此类患者采用患者自控镇痛（PCA）。常用吗啡，还可以选择舒芬太尼，具体剂量需要根据患者的一般情况来决定。不建议对这些患者使用非甾体抗炎药，以避免胃肠道溃疡、出血等不良反应的发生。此类患者术后发生恶心、呕吐的概率较高，可嘱外科医师常规使用止吐药物。

四、常见胃肠道手术的麻醉

（1）疝修补术：疝常见于老年患者以及既往腹部进行过手术的患者。常用麻醉方法为硬膜外阻滞，对于存在硬膜外阻滞操作禁忌的患者，可以使用全身麻醉，此时首选喉罩通气。如果手术时间过长（病变复杂、外科医师技术不熟练等），气管内插管为安全的气道管理方式。如果选择全身麻醉，在患者苏醒期应该避免呛咳的发生，以防止补片的膨出。

（2）阑尾切除术：阑尾切除术一般采用硬膜外阻滞，穿刺间隙选择第 11 胸椎～第 12 胸椎（$T_{11} \sim T_{12}$），或者第 12 胸椎～第 1 腰椎（$T_{12} \sim L_1$），阻滞平面应该达到 T_6 水平，以减轻探查过程中对内脏的牵拉所造成的疼痛。

（3）根治性胃癌切除术：根治性胃癌切除术常采用全身麻醉，手术时间往往较长，因此液体的管理至关重要。除一般的麻醉监测外，必要时还需要建立有创监测（动脉监测、中心静脉监测）指导治疗，而且中心静脉还可以用于术后肠外营养及化疗。

（4）胃造口术：可以通过上腹部小切口或经皮内镜完成。衰弱的老年人用局麻药加适当的镇静药足以完成手术，而一部分患者则要求全身麻醉。

（5）小肠切除术：常采用全身麻醉，手术适应证包括穿透伤、克罗恩病、粘连性肠梗阻、麦克尔憩室、癌或梗死（源于肠扭转、肠套叠或血栓栓塞）。患者常常有低血容量，且有饱胃的危险。

（6）结肠切除术或半结肠切除术：用于治疗结肠癌、憩室病、克罗恩病、溃疡性结肠炎、创伤、缺血性结肠炎和脓肿。未行肠道准备而急诊行结肠切除术者，由于粪便污染而致腹膜炎的危险性大，有些涉及结肠的急诊手术，常需先行结肠造口术，随后在肠道准备充分后再择期行结肠切除术。术前一定要估计患者是否有低血容量、贫血和脓毒症。所有急诊行结肠切除术和结肠造口术的患者均应按饱胃处理，宜联合应用全身麻醉和区域麻醉。

（7）直肠周围脓肿引流、痔切除术和囊肿切除术：为创伤相对较小、简单的手术。囊肿切除术通常在俯卧位施行，直肠周围脓肿引流或痔切除术可取俯卧位或截石位。如果在全身麻醉下进行，有必要达到较深的麻醉或应用肌松药以便取得充分的括约肌松弛。截石位时蛛网膜下腔阻滞要求用重比重溶液，而在俯卧折刀位或膝胸位时则要求用轻比重溶液，骶管阻滞在任何体位都适用。

第三节　肝、胆、胰手术的麻醉

一、肝、胆、胰手术的麻醉特点

（1）肝、胆、胰具有重要的生理功能，如参与人体营养物质的消化、吸收、代谢；合成血浆蛋白和凝血因子；清除有害物质和致病微生物；参与机体免疫功能；分泌多种激素，调节消化系统等生理功能。肝、胆、胰发生病变必然导致相应的生理功能紊乱及全身营养状态恶化。为保证手术、麻醉的安全性，减少术后并发症，麻醉前应根据患者病理、生理改变以及伴随疾病的不同，积极调整治疗方式，以改善全身状况，提高患者对手术和麻醉的耐受性。

（2）肝硬化患者食管－胃底静脉曲张，可继发大出血。除表现为呕血、便血外，胃肠道可潴留大量血液，失血量难以估计。麻醉前应根据血红蛋白浓度、血细胞比容、尿量、尿比重、血压、脉率、脉压、中心静脉压等指标评估体液状态，补充血容量和细胞外液量，并做好大量输血的准备。注意维持有效循环血量、保持血浆蛋白量、维护血液氧输送能力、补充凝血因子。此外，呕血还有被误吸的可能，一旦发生误吸，可导致急性呼吸道梗阻、吸入性肺炎或肺不张等严重后果，麻醉时应采取有效的预防措施。

（3）有严重腹胀、大量腹腔积液、肝脏巨大肿瘤的患者，当术中排出大量腹腔积液，搬动和摘除巨大肿瘤时，腹内压骤然下降易发生血流动力学及呼吸的明显变化。麻醉医师应依据病情做好防治，并避免缺氧、CO_2 蓄积和休克。

（4）胆道疾病多伴有感染、梗阻性黄疸和肝损害。麻醉时应注意肝肾功能的保护、凝血异常及自主神经功能紊乱的防治。

（5）腹腔内脏器官受交感神经和副交感神经双重支配，内脏牵拉反应与此类神经有密切关系。肝、胆、胰手术的椎管内麻醉要阻滞内脏神经交感神经支时，阻滞平面应在第4胸椎～第1腰椎（$T_4 \sim L_1$），但迷走神经支不能被阻滞，牵拉内脏容易发生腹肌紧张、鼓肠、恶心、呕吐和膈肌抽动，不仅影响手术操作，还易导致血流动力学剧变。为消除内脏牵拉反应，可辅用内脏神经局麻药封闭或应用镇痛、镇静药。良好的肌肉松弛状态也是腹部手术麻醉不可忽视的问题。

（6）肝、胆、胰的急诊手术，如急性胆囊炎、化脓性胆管炎、胆汁性腹膜炎及肝破裂等手术，患者病情危重，麻醉前往往无充裕时间进行综合性治疗。麻醉医师应尽可能在术前对病情做全面估计和准备，选择适合患者的麻醉方法和麻醉前用药，以保证患者生命安全和手术顺利进行。

二、麻醉药对肝功能的影响

（一）吸入麻醉药

（1）吸入麻醉药可影响肝脏血流（包括肝动脉和门静脉血流），而静脉麻醉药和阿片类药对其影响较小。许多测量技术被用来评估肝功能和门静脉血流，最常使用的方法是计算血浆吲哚菁绿的清除率。大多数麻醉药可通过降低心排血量而减少门静脉血流量（PBF），但是可增加肝动脉血流量（HABF），这不足以使总肝血流量（THBF）恢复正常。大多数研究的一致性结论是所有吸入麻醉药均可降低平均动脉压（MAP）和心排出量，其中氟烷、恩氟烷与异氟烷、七氟烷相比作用更明显，氟烷也会降低肝脏氧输送能力和肝静脉血氧饱和度。吸入麻醉药还可通过降低心排出量、MAP和肠系膜交感活性影响肝血管供给而不同程度地改变门静脉和肝动脉血管阻力。

（2）吸入麻醉药所致肝脏血流的改变部分是由自主调节机制介导以维持稳定的THBF。这种生理适应过程被称为肝动脉缓冲反应（HABR），在严重低血容量、大型腹部手术或是重度失血时机体通过增加HABF代偿PBF的减少，从而维持THBF的稳定。氟烷可干扰这一反应，而七氟烷及异氟烷则维持HABR。七氟烷还可进一步抑制肝动脉收缩从而能更加有效地维持HABR。七氟烷在维持HABF、肝氧输送和氧输送/消耗方面与异氟烷相当甚至优于异氟烷。此外，研究证实，暴露于异氟烷或地氟烷后常规肝功能检查结果无明显变化。

（3）有关麻醉药对严重肝脏疾病患者肝功能影响的研究很少。少数研究表明，地氟烷和异氟烷不会改变成年慢性肝脏疾病手术患者的围术期肝功能检查结果。相关动物实验中，与氯胺酮和氟烷相比，异氟烷可更有效地维持肝硬化大鼠的肝脏血流。鉴于氟烷对肝脏血流和肝功能的不利影响，严重肝脏疾病患者应避免使用氟烷。由于目前可替代的吸入麻醉药种类繁多以及氟烷的整体使用率降低，上述问题已经成为历史。鉴于氟烷潜在的肝毒性，许多专家认为无论是在健康人还是严重肝功能不全患者中使用氟烷都是不合理的。

（4）惰性气体氙气于1951年首次被提出具有麻醉特性。氙气具有非易燃易爆、低毒性、无致畸性等优点，且血气分配系数（仅为 0.115）低于所有吸入麻醉药，诱导起效快，恢复迅速，因此被认为是一种理想的吸入麻醉药。氙气对左心室功能、全身血管阻力及全身血压均无明显影响。其人体血流动力学特征类似于丙泊酚。人体研究发现，与异氟烷比较，氙气较少引起低血压且对左心室功能无影响。同时动物研究表明，与静脉麻醉药相比，氙气可增加脑灌注，且对其他局部器官灌注如肝脏灌注无影响，不改变 HABF、不影响心排出量，因此理论上对 THBF 无影响（不同于其他吸入麻醉药），且不影响肝功能检查结果。但是至今仍需更大规模的基于肝功能正常及异常患者的临床试验，来证实氙气在急、慢性肝脏疾病患者中的使用安全性，而此类临床试验目前还难以实现。

总之，吸入麻醉药对肝脏血流和肝功能的影响较为复杂，不仅与麻醉药自身特性有关，而且也受患者等其他相关因素的影响，如肝功能不全的严重程度、高龄、手术应激和腹部手术耐受度。七氟烷、地氟烷和异氟烷稳定肝脏血流的作用始终强于氟烷和恩氟烷。有关新型吸入麻醉药对严重肝脏疾病患者肝脏血流的影响有待大规模的前瞻性研究。

（二）静脉麻醉药

与吸入麻醉药相比，有关静脉麻醉药对肝功能影响的资料较少。早期研究表明，静脉麻醉药如依托咪酯和硫喷妥钠可通过增加肝动脉血管阻力、降低心排出量和血压来减少肝脏血流；氯胺酮即使在大剂量使用的情况下对肝脏血流的影响也很小。相关动物实验中，利用敏感放射标记微球技术检测动物器官血流，发现静脉麻醉药丙泊酚可增加肝动脉和门静脉循环而增加 THBF，表明丙泊酚具有显著的内脏血管舒张作用。另一些研究则发现 MAP 升高而平均肝脏血流反而降低，这提示丙泊酚的种属特异性。与氟烷相比，丙泊酚更有利于保持肝脏的氧输送平衡。有限的临床和实验资料显示，当动脉血压稳定时，静脉麻醉药对肝脏血流仅存在轻微影响，并且对术后肝功能无明显损害。

（三）中枢神经阻滞剂

蛛网膜下腔阻滞或硬膜外阻滞对肝脏血流和肝功能的影响并非一定由麻醉药物引起。早期人体试验研究显示，高位蛛网膜下腔阻滞或硬膜外阻滞时肝脏血流减少，全身动脉血压也降低。其他动物实验发现，高位硬膜外阻滞时 PBF 减少而 HABF 稳定，由此导致 THBF 降低。通过使用血管升压药（如多巴胺或麻黄碱）来恢复 PBF或是通过输液来维持正常动脉血压可逆转上述不利变化，并可维持肝脏血流的稳定。由此推断，低血压所致肝脏血流的减少继发于内脏血流的减少，因此导致 PBF 减少。

三、肝脏疾病对麻醉药药代动力学的影响

当患有肝脏疾病时，药物结合蛋白水平的降低，药物分布容积的改变，以及肝细胞功能的异常，均可显著影响麻醉药的药代动力学。肝硬化患者长期饮酒所致肝

酶诱导作用的降低也可影响使用麻醉药物的最终效果。

　　肝脏疾病对药物分布的影响不仅取决于药物的清除途径，而且还取决于肝功能不全的严重程度。肝脏药物清除率由诸多因素决定，包括肝脏血流、肝酶活性及效力、血浆蛋白结合率、胆汁淤积所致肝肠循环和肠内药物代谢的改变，以及肝脏门体分流对部分药物的清除等。此外，肝脏疾病对药物清除率的影响随肠内、外药物的不同而异。通常严重肝脏疾病会影响高摄取药物的代谢（如利多卡因和哌替啶），因为此时药物的清除主要依赖于肝脏血流或是门体分流。相反，低摄取药物如地西泮的代谢主要受血浆蛋白结合力的影响，未结合血浆蛋白的药物得到清除；或是受肝脏内部清除力及代谢的影响，随肝细胞功能障碍的严重程度增加而降低。血浆蛋白降低导致游离药物比率的增加可减轻肝脏代谢水平下降所致的影响，最终仅轻微改变药物的作用。另外，游离药物比率的增加可使更多药物分布于组织间（并可潜在增加药物的分布容积），加上肝代谢水平的降低，可延长药物的消除半衰期（简称半衰期）。严重肝脏疾病患者的药代动力学十分复杂。

（一）阿片类药物

　　（1）严重肝硬化患者吗啡代谢明显降低，导致其半衰期延长，口服吗啡的生物利用度为 25%，血浆蛋白结合率下降，镇静及呼吸抑制作用增强。虽然肝外代谢途径可能有助于肝硬化患者吗啡的清除，但给药时间间隔仍需延长 1.5 ～ 2.0 倍，口服给药剂量需减少。

　　（2）同样，肝硬化患者哌替啶的清除率也降低 50%，半衰期延长一倍。此外，由于对哌替啶的清除率下降，其蓄积作用可使严重肝脏疾病患者出现神经毒性反应。

　　（3）芬太尼是一种高脂溶性的合成阿片类药物，因其快速再分布特性，单次静脉给药作用时间短暂。反复或持续给药可出现蓄积，导致作用时间延长。由于芬太尼主要通过肝脏代谢，严重肝脏疾病患者的清除时间将延长。

　　（4）舒芬太尼是一种作用更强的合成阿片类药物，同样主要在肝脏代谢且可与血浆蛋白高度结合。虽然持续给药和血浆蛋白结合率的降低对舒芬太尼的影响与芬太尼类似，但肝硬化患者单次给药的药代动力学却无明显变化。

　　（5）阿芬太尼是一种短效阿片类药物，其作用较芬太尼弱，同样主要经由肝脏代谢且血浆蛋白结合率高。与芬太尼和舒芬太尼不同的是，阿芬太尼在肝硬化患者体内的半衰期几乎延长一倍，且体内游离比率更高，由此可延长作用时间，增强药物效果。

　　（6）瑞芬太尼是一种具有酯链结构的合成阿片类药物，可被血液及组织中的酯酶快速水解，具有快速清除的特点，其恢复时间几乎与使用剂量和给药持续时间无关，清除不受肝功能不全影响。研究表明，严重肝脏疾病患者或是肝移植患者的瑞芬太尼清除亦不受影响。

（二）镇静催眠药

（1）硫喷妥钠的肝脏摄取率低，因此在肝脏疾病患者体内的代谢和清除将受到显著影响。硫喷妥钠的清除半衰期在肝硬化患者中无明显改变，可能与肝硬化患者体内分布容积广泛有关，因此这些患者使用标准剂量的硫喷妥钠的作用时间不会延长。相反，其他高脂溶性镇静催眠药（包括美索比妥、依托咪酯等）经肝脏代谢，肝脏摄取率高，因此在严重肝脏疾病患者体内清除率将会降低。尽管具有上述药代动力学特性，但因分布容积的增加可延长半衰期并影响恢复时间，依托咪酯在肝硬化患者体内的清除率无改变。美索比妥无论是单次给药或持续输注，在肝硬化人群中的清除动力学特征类似于普通人群。终末期肝脏疾病患者对咪达唑仑的清除率下降导致其半衰期延长。鉴于血浆蛋白结合率的降低及游离比率的增加，可以预测严重肝脏疾病患者使用咪达唑仑可延长其作用持续时间并增强其镇静效果，尤其在大剂量使用或长期输注的情况下。

（2）右旋美托咪定是一种具有镇静和催眠作用的 α_2 肾上腺素能受体激动剂，主要经肝脏代谢，肾脏清除率低。与肝功能正常的患者相比，不同程度肝衰竭患者对右旋美托咪定的清除率降低、半衰期延长且脑电双频指数降低，因此严重肝功能不全患者使用右旋美托咪定应调整剂量。肝功能不全患者同样会因血浆蛋白结合率的改变而延长镇静作用时间。

鉴于严重肝脏疾病患者使用地西泮后临床作用增强和持续时间延长，且无论在手术室还是 ICU，出现药物蓄积、作用时间延长及肝性脑病的风险增加，故反复或长期使用时需十分谨慎。

（三）肌松药

（1）有关肝硬化对肌松药的药代动力学和药效动力学研究较为广泛。氨基甾类肌松药维库溴铵主要经肝脏清除，肝硬化患者对其清除率降低，半衰期延长，肌肉松弛作用延长。酒精性肝病对维库溴铵的影响不明确，其清除率和半衰期无明显改变。罗库溴铵起效较维库溴铵快，经肝脏代谢和清除，肝功能不全可使其分布容积增加，半衰期和肌颤搐恢复时间延长，虽然首次给药后神经、肌肉功能恢复不受肝脏疾病影响，但严重肝功能不全时首次大剂量或反复多次给药可显著延长罗库溴铵作用时间。

（2）肝硬化患者药物分布容积增加，也同样使泮库溴铵半衰期延长。非器官依赖性代谢的肌松药如阿曲库铵（非特异性酯酶水解）和顺式阿曲库铵（Hofmann 消除）在终末期肝脏疾病患者中的半衰期和临床作用时间与正常患者类似。通过血浆胆碱酯酶清除的米库氯铵在肝硬化患者体内的代谢亦有改变。与肝功能正常患者相比，肝衰竭患者使用米库氯铵可致肌颤搐恢复时间显著延长、半衰期延长，以及体内残留时间延长。上述变化与肝硬化患者体内血浆胆碱酯酶活性降低相关。胆碱酯酶活性的降低导致米库氯铵清除减少。严重肝脏疾病患者使用米库氯铵时需调整输注速度。与米库氯铵类似，严重肝脏疾病患者由于血浆胆碱酯酶水平下降，琥珀胆碱的作用时间也延长。

总之，肝硬化及其他严重肝脏疾病可显著降低维库溴铵、罗库溴铵和米库氯铵的清除率，延长肌松药的作用时间，尤其是在反复使用或长期输注的情况下。阿曲库铵和顺式阿曲库铵的清除不依赖肝脏，因此在终末期肝脏疾病患者使用时不需要调整剂量。

四、肝、胆、胰手术的麻醉方法

（1）全身麻醉方法，是最常用的方法。优点：良好的气道保护，可维持充分通气，麻醉诱导迅速，麻醉深度和持续时间可控。缺点：气道反射消失，麻醉诱导及苏醒期反流、误吸的风险增加，血流动力学干扰大。

（2）区域麻醉方法，包括硬膜外阻滞、神经阻滞。优点：患者可保持清醒并能交流，可保留气道反射，交感神经阻滞使肠道供血增加，肌肉松弛作用良好，减少全身麻醉药物对肝脏的影响，在无低血压情况下对肝脏无明显影响，可通过保留硬膜外导管以提供良好的术后镇痛。缺点：有局麻药中毒的风险，需要患者的合作，阻滞失败可能需要改行全身麻醉，凝血异常或穿刺部位有感染、出血者禁用，高平面胸段硬膜外阻滞可能影响肺功能。单纯腹腔神经丛阻滞不完全阻断上腹部感觉，患者常不能忍受牵拉内脏的感觉。

（3）全身麻醉联合硬膜外阻滞。全身麻醉联合硬膜外阻滞优点：硬膜外阻滞的使用可以产生良好的镇痛、肌肉松弛作用，减少全身麻醉药用量，从而减轻全身麻醉药对肝脏的影响和心肌抑制作用，缩短苏醒时间，降低术后恶心发生率，减少术后呼吸系统并发症，改善术后早期肺功能，且便于术后镇痛，有利患者恢复。缺点：术中低血压时需与其他原因鉴别诊断，硬膜外穿刺给予试验量会延长手术等待时间。

五、常见肝、胆、胰手术的麻醉

（一）肝硬化门静脉高压手术的麻醉

肝硬化后期有5%～10%的患者要经历手术治疗。主要目的是预防和控制食管－胃底静脉曲张破裂出血和预防肝移植。肝脏是体内最大的器官，具有极其复杂的生理、生化功能，肝硬化患者肝功能障碍的病理、生理变化是全身性和多方面的。因此麻醉前除需了解肝功能的损害程度并对肝储备功能进行充分评估和有针对性的术前准备外，还要了解肝功能障碍时麻醉药物在体内的改变，以及麻醉药物和手术操作对肝功能的影响。

1. 肝硬化门静脉高压主要病理、生理特点

门静脉系统是腹腔脏器与肝脏毛细血管网之间的静脉系统。当门静脉的压力因各种病因而高于17.96 mmHg时，可表现出一系列临床症状，统称门静脉高压。其主要病理、生理改变有：肝损害，高动力型血流动力学改变，容量负荷及心脏负荷

增加，动静脉血氧分压差降低，肺内动静脉短路和门－肺静脉分流，凝血功能改变，出现低蛋白血症、腹腔积液、电解质紊乱、水钠潴留、脾功能亢进、氮质血症、少尿、代谢性酸中毒和肝肾综合征。

2. 术前肝功能评估

肝功能十分复杂，肝功能检查也比较多，但仍不能反映全部肝功能。目前认为血浆蛋白特别是白蛋白含量及胆红素是比较敏感的指标，一般采取这两种实验室检查指标，并结合临床表现，作为术前评估肝损害程度的指标。

3. 麻醉前准备

肝硬化门静脉高压多有程度不同的肝损害。肝脏为三大代谢和多种药物代谢的器官，麻醉前应重点针对其主要病理、生理改变，做好改善肝功能、出血倾向及全身状态的准备。

（1）增加肝糖原，修复肝功能，减少蛋白分解代谢：给予高糖、高热量、适量蛋白质及低脂饮食，必要时可静脉滴注葡萄糖胰岛素溶液。对无肝性脑病者可静脉滴注适当的合成氨基酸。脂肪摄入应限制在 50 g/d 以内。为改善肝细胞功能，还需服用多种维生素。

（2）纠正凝血功能异常：有出血倾向者可给予维生素 K 等止血药，以纠正凝血时间和凝血酶原时间（PT）。如系肝细胞合成第 V 凝血因子功能低下所致凝血功能异常，麻醉前应输注新鲜血或血浆。

（3）腹腔积液直接反映肝损害的严重程度，大量腹腔积液还直接影响呼吸、循环和肾功能，应在纠正低蛋白血症的基础上，采取利尿、补钾措施，并限制出入量。有大量腹腔积液的患者，麻醉前应少量多次放出腹腔积液，并输注新鲜血或血浆，但禁止一次大量放出腹腔积液（一般不超过 3 000 mL/ 次），以防发生休克或肝性脑病。

（4）纠正低蛋白血症：如总蛋白 < 45 g/L，白蛋白 < 25 g/L 或白球比倒置，术前给予适量血浆或白蛋白。

（5）纠正水、电解质和酸碱平衡紊乱。

（6）抗生素治疗：术前 1 ～ 2 d 应用，抑制肠道细菌，以减少术后感染。

（7）麻醉前用药：镇静、镇痛药均在肝内代谢，门静脉高压时药物分解代谢延迟，可导致药效增强、作用时间延长，故应减量或避免使用。对个别情况差或肝性脑病前期的患者，可无须麻醉前用药或者仅给予阿托品或东莨菪碱即可。大量应用阿托品或东莨菪碱可使肝血流量减少，一般剂量时则无影响。

（8）麻醉选择与处理：全身麻醉是最常用的麻醉方法，主要原则是药物应用最小有效剂量，维持 MAP，保护肝脏的自我调节能力，避免加重肝细胞损害。

4. 术中麻醉管理

重点在于维持血流动力学稳定，维持良好的肝血流灌注以保持肝的氧供与氧耗比正常，保护、支持肝脏的代谢，避免低血压、低氧、低碳酸血症对肝脏的缺血性损害。对于肝胆系统疾病的患者，全身麻醉行序贯快速诱导十分必要，因为肝硬化进展期患者腹腔积液和腹内压增加及胃肠运动减弱均使误吸的危险增加。

经鼻或经口置入胃管对于食管－胃底静脉曲张患者必须谨慎操作，以免引起曲张血管出血。有临床研究认为，食管－胃底静脉曲张麻醉的患者置胃管后并未增加出血发生率，如果置胃管对于胃内减压或经胃管给药确实必要，则是可行的。

（1）术中监测：包括动脉压、中心静脉压、动脉血氧饱和度、尿量、血气分析等，以维持良好通气，防止低氧血症。肝硬化患者存在不同程度动脉血氧饱和度下降，主要是由于肺内分流、胸腔积液引起低位肺区 V_A/Q 失调。

直接测动脉压有利于肝功能不良患者血压监测和抽取血液标本。建立中心静脉通路既可测定中心静脉压，又可用于给药。肺动脉置入漂浮导管可考虑用于肝功能严重受损的患者，因其病理、生理学类似脓毒血症，血管张力低下致体循环压力降低和高动力性循环。肺动脉置管有利于确定低血压原因，指导容量替代治疗和血管活性药物支持治疗。此外，肺动脉置管对于并发急性胆囊炎和急性胰腺炎的危重患者对呼吸衰竭和肾衰竭的处理也是有用的。进行经食管超声心动图监测，对于凝血功能异常和食管－胃底静脉曲张患者应禁忌使用。有创监测也有利于术后 ICU 监测和治疗，如治疗低血容量、脓毒血症导致的呼吸衰竭、肾衰竭或肝肾综合征及凝血病等。

术中还应进行生化检查（包括血糖、血钙、血细胞比容、PT、血小板计数、纤维蛋白原、D-二聚体等），当长时间手术、大量失血或怀疑弥散性血管内凝血（DIC）时更为必要。体温监测和保温对于肝脏疾病患者也很重要，因为低温可影响凝血功能。

（2）术中输液及输血的管理：术中可输注晶体溶液、胶体溶液和血液制品。输注速度要根据尿量、中心静脉压及肺动脉楔压监测来调节。肝硬化患者可并发低血糖，特别是酒精性肝硬化者术中应根据血糖变化输注葡萄糖液。此外肝功能不全患者对枸橼酸代谢能力下降，大量快速输血时易发生枸橼酸中毒，术中应监测钙离子浓度，适当补充氯化钙或葡萄糖酸钙。大量输血还会加重凝血功能紊乱，需加强监测。

5. 术后麻醉管理

加强生理功能监测，维持重要器官功能；预防感染；给予静脉营养；进行保肝治疗，防止术后肝功能衰竭。

（二）经颈内静脉肝内门体分流术的麻醉

经颈内静脉肝内门体分流术（TIPS）是一种经皮建立肝内门脉循环和体循环连接的手术，常用于治疗终末期肝脏疾病。TIPS 可降低门静脉压，减少门静脉高压引起的并发症，如胃底－食管静脉曲张破裂出血和顽固性腹腔积液。通过肝内放置可扩张血管支架来实现门静脉向肝静脉的分流。

虽然大多数患者仅需镇静就可完成 TIPS，但是由于手术时间延长，肝硬化患者在镇静后有潜在的呼吸抑制以及有误吸的可能，一些医师在择期手术患者中倾向于选择全身麻醉。除麻醉方式的选择外，术前补充足够的血容量也是必需的，特别是对于伴有胃底－食管静脉曲张破裂出血的患者。此外，接受 TIPS 手术的肝硬化患者常伴有严重凝血功能紊乱而需术前治疗。

TIPS 手术过程中可出现一些并发症，需要麻醉医师干预治疗。在血管穿刺过程中可出现气胸和颈静脉损伤。超声引导下的颈静脉穿刺可减少上述并发症的出现。此外，心导管插入过程中可因机械性刺激诱发心律失常。在肝动脉穿刺时由于肝包膜的撕裂或肝外门静脉穿刺可引起大出血，麻醉医师要做好急危情况和大出血的抢救准备。

（三）肝叶切除术的麻醉

肝叶切除术患者的术前麻醉准备涉及手术风险评估，主要通过 Child–Turcotte–Pugh（CTP）分级或终末期肝病模型（MELD）评分来进行。上消化道内镜检查、CT 扫描和（或）MRI 常用于发现胃底－食管静脉曲张。严重血小板减少或严重胃底－食管静脉曲张是围术期主要风险因素，因此只有在上述情况处理后方可行手术治疗。若患者存在明显贫血和凝血功能紊乱，术前也应及时纠正。有关麻醉药物和剂量的选择，应当结合患者基础肝功能不全的程度及肝叶切除术后预测的肝功能不全的程度来决定。虽然目前公认肝叶切除术中存在大出血风险，术中应当严密监测以及建立快速输血通道，但是在术中的整体液体管理仍存在争议。一些研究认为，在手术早期应当充分给予液体和血液制品，以增加血管容量，从而对突发性失血起到缓冲作用；而其他研究则支持在手术过程中维持较低中心静脉压以最大限度地减少肝固有静脉、肝总静脉及其他腔静脉的血液丢失，上述血管常常是术中最易出血的部位。此外，适度的头低脚高体位可降低肝内静脉压，该体位可维持或增加心脏前负荷和心排出量，并可降低断裂肝静脉出现空气栓塞的风险。对于术前无肾功能障碍的患者，术中补液对术后肾功能并无明显影响。

尽管肝叶切除术患者的术后麻醉管理与其他腹部手术患者的术后麻醉管理类似，但是仍需注意以下内容：静脉输注液体中应当补充钠、钾、磷酸盐，以避免严重的低磷酸血症，并有助于肝脏再生；由于经肝脏代谢药物清除率的降低，术后镇痛药物和剂量的选择非常重要。

（四）胆囊、胆道疾病手术的麻醉

1. 麻醉前准备

（1）术前评估心、肺、肝、肾功能。对并存疾病特别是高血压、冠心病、肺炎、糖尿病等应给予全面的内科治疗。

（2）胆囊、胆道疾病多伴有感染，胆管梗阻多有阻塞性黄疸及肝功能损害，麻醉前都要给予消炎、利胆和保肝治疗，阻塞性黄疸可导致胆盐、胆固醇代谢异常，维生素 K 吸收障碍，致使维生素 K 参与合成的凝血因子减少，出现凝血异常，PT 延长。麻醉前应给维生素 K 治疗，使 PT 恢复正常。

（3）阻塞性黄疸的患者，自主神经功能失调，表现为迷走神经张力增高、心动过缓，手术时更易发生心律失常和低血压，麻醉前应常规给予阿托品治疗。

（4）胆囊、胆道疾病患者常有水、电解质和酸碱平衡紊乱，营养不良，贫血，低蛋白血症等继发性病理、生理改变，麻醉前均应进行全面治疗。

2. 开腹手术的麻醉选择及处理

（1）可选择在全身麻醉、硬膜外阻滞或全身麻醉联合硬膜外阻滞下进行。硬膜外阻滞可经 $T_8 \sim T_{10}$ 或 $T_9 \sim T_{10}$ 间隙穿刺，向头侧置管，阻滞平面控制在 $T_4 \sim T_{12}$。胆囊、胆道迷走神经分布密集，且有膈神经分支参与，在游离胆囊床、胆囊颈和探查胆总管时，可发生胆 – 心反射和迷走 – 迷走反射。患者不仅会出现牵拉痛，而且可引起心率下降、反射性冠状动脉痉挛、心肌缺血，导致心律失常、血压下降。应采取预防措施，如局部内脏神经阻滞，静脉应用哌替啶、阿托品或依诺伐等。吗啡、芬太尼可引起胆总管括约肌和十二指肠乳头肌痉挛，而促使胆管内压升高，持续 $15 \sim 30$ min，且不能被阿托品解除，故麻醉前应禁用。阿托品可使胆囊、胆总管括约肌松弛，麻醉前可使用。胆道手术可促使纤维蛋白溶酶活性增强，纤维蛋白溶解而发生异常出血。术中应观察出、凝血变化，如有异常渗血，应及时检查纤维蛋白原、血小板，并给予抗纤溶药物或凝血因子 I 处理。

（2）胆管结石分为原发性胆管结石和继发性胆管结石。原发性胆管结石系指在胆管内形成的结石，主要为胆色素结石或混合性结石。继发性胆管结石是指结石为胆囊结石排至胆总管者，主要为胆固醇结石。胆管结石根据结石所在部位分为肝外胆管结石和肝内胆管结石。肝外胆管结石多位于胆总管下端，肝内胆管结石可广泛分布于两叶肝内胆管。肝外胆管结石以手术治疗为主。围术期进行抗生素治疗，纠正水、电解质及酸碱平衡紊乱，对黄疸和凝血机制障碍者加用维生素 K。

（3）阻塞性黄疸常伴有肝损害，全身麻醉应禁用对肝有损害的药物，如氟烷、甲氧氟烷、大剂量吗啡等。恩氟烷、异氟烷、七氟烷或地氟烷亦有一过性肝损害的报道。研究表明，不同麻醉方法对肝功能正常与异常患者凝血因子的影响，未见异常变化。

3. 腹腔镜手术的麻醉选择及处理

随着腹腔镜技术的提高，腹腔镜下胆囊、胆道手术逐渐增多。特别是腹腔镜下胆囊切除术，由于术后疼痛轻、损伤小、恢复快，几乎可取代开腹胆囊切除术，但有 5% 的患者因为炎症粘连、解剖结构不清需改为开腹手术。

腹腔镜手术麻醉所遇到的主要问题是人工气腹和特殊体位对患者的生理功能的影响。CO_2 气腹是目前腹腔镜手术人工气腹的常规方法。

1）CO_2 气腹对呼吸、循环的影响

（1）对呼吸的影响：主要包括呼吸动力学改变、肺循环功能影响及 CO_2 吸收导致的呼吸性酸中毒等。

通气功能改变：人工气腹造成腹内压升高，引起膈肌上移，可减小胸肺顺应性

和 FRC，同时由于气道压力升高引起通气、血流分布异常。

$PaCO_2$ 上升：CO_2 经腹膜吸收及胸肺顺应性下降，导致肺泡通气量下降均可引起 $PaCO_2$ 升高。$PaCO_2$ 升高引起酸中毒，对组织、器官功能有一定影响，但人工气腹所致 $PaCO_2$ 升高一般可通过增加肺泡通气量消除。

（2）对循环功能的影响：主要表现为心排血量下降、高血压、体循环和肺循环血管张力升高，其影响程度与气腹压力高低有关。

2）术前评估

腹腔镜手术患者的术前评估主要是判断患者对人工气腹的耐受性。一般情况好的患者能够较好地耐受人工气腹和特殊体位变化，而危重患者的耐受能力则比较差。

3）麻醉选择

腹腔镜胆囊、胆道手术选用气管内插管控制呼吸的全身麻醉最为安全。近年来，双管喉罩代替气管插管进行气道管理，使全身麻醉苏醒期质量得到提高。麻醉诱导和维持原则与一般全身麻醉相同，可选用静脉、吸入或静吸复合麻醉药物维持麻醉。丙泊酚因其苏醒快速，术后不良反应较少，是静脉麻醉药的首选。异氟烷具有扩血管作用，可拮抗气腹引起的外周阻力升高，对腹腔镜胆囊切除术更为有利。应用肌松药控制通气，可改善 CO_2 气腹对呼吸功能的影响，降低 $PaCO_2$，使其维持在正常范围。麻醉中应用阿片类药物目前仍有争议。原因是阿片类药物可引起 Oddi 括约肌痉挛，继发胆总管内压升高。阿片类药物引起的 Oddi 括约肌痉挛发生率很低（概率 < 3%），而且这种作用可被纳洛酮拮抗，因此目前临床并未限制阿片类药物的应用。

4）术中监测

术中监测主要包括动脉压、心率、心电图、SpO_2、呼气末二氧化碳分压。对心血管功能不稳定者，术中可监测中心静脉压和肺动脉压。必要时行血气分析，及时发现生理功能紊乱，及时纠正。

5）术后处理

腹腔镜手术对循环的干扰可持续至术后，因此术后应常规吸氧，加强循环功能监测。此类手术术后恶心、呕吐发生率较高，应积极预防和治疗。

4. 麻醉后注意事项

术后应密切监测，持续鼻导管吸氧，直至病情稳定。定期检查血红蛋白、血细胞比容及电解质、动脉血气分析，根据检查结果及时调整治疗方案。术后继续保肝、保肾治疗，预防肝肾综合征。对老年人、肥胖患者，以及并存气管、肺部疾病者，应防治肺部并发症。胆总管引流的患者，应计算每日胆汁引流量，注意水、电解质补充及酸碱平衡。危重患者和感染中毒性休克未脱离危险期者，麻醉后应送 PACU 或 ICU 进行严密监护治疗，直至脱离危险期。

（五）胰岛素瘤手术的麻醉

胰岛素瘤是起源于胰岛 B 细胞的肿瘤，引起以低血糖为主的一系列临床症状，一般胰岛素瘤体积较小，多为单发无功能性，胰岛素瘤也可能是多发性内分泌腺瘤（MEN）的一部分。

1. 病理、生理

胰岛素瘤以良性腺瘤最为常见，癌和胰岛母细胞瘤少见，位于胰腺外的异位胰岛素瘤发生率不到胰岛素瘤的1%，多见于胃、肝门、十二指肠、胆总管、肠系膜和大网膜等部位。胰岛素瘤也可能是Ⅰ型MEN的一部分，后者除胰岛素瘤外，尚可伴有垂体肿瘤、甲状旁腺肿瘤。胰岛素瘤的胰岛素分泌不受低血糖抑制。

2. 临床特点

中年男性多见，可有家族史，病情呈进行性加重。其临床表现为低血糖症状（如头晕、眼花、心悸、出汗），此类患者神经精神异常极为常见，甚至出现麻痹性痴呆、中风、昏迷。禁食、运动、劳累、精神刺激等可促进症状发作。临床上多有Whipple三联征，即空腹发病、发病时血糖低于2.2 mmol/L、口服或静脉注射葡萄糖症状立即消失。空腹血糖常常低于2.8 mmol/L。

3. 麻醉前准备

对于术前明确诊断胰岛素瘤的患者，麻醉前准备主要目的是预防低血糖的发生，可采取下列措施。

（1）内科治疗，包括少量多餐和夜间加餐，以减少低血糖的发生。也可选择二氮嗪、苯妥英钠、生长抑素、糖皮质激素治疗。

（2）可用二氮嗪准备，剂量为200～600 mg/d，术中可继续使用二氮嗪以减少低血糖发生的可能性。

（3）禁食期间，根据患者平时低血糖发作情况，必要时补充葡萄糖，以免发生严重低血糖。但应在手术2 h前补充葡萄糖，用量不宜过大，以免影响术中血糖检测结果。

（4）急性低血糖时应快速补充葡萄糖以控制或缓解低血糖症状。低血糖发作时，轻者可口服适量的葡萄糖水，重者需静脉输注50%葡萄糖液40～100 mL，必要时可重复输注，直至症状得到缓解。

4. 手术麻醉特点

手术切除是胰岛素瘤的根治方法。胰腺位于上腹深部，加之胰岛素瘤较小不易寻找，麻醉方式应能满足手术切除及探查等操作的需要，以维持适当的麻醉深度和良好肌肉松弛程度。全身麻醉及硬膜外阻滞均可用于此类患者。肿瘤定位困难或异位肿瘤需行开腹探查者以选择全身麻醉为宜。应选择对血糖影响小的麻醉药物，并且在全身麻醉期间注意鉴别低血糖昏迷。对于精神紧张、肥胖、肿瘤多发或定位不明确的患者采用全身麻醉更为合适。硬膜外阻滞可满足手术要求，对血糖影响小，保持患者清醒可评估其神志改变，但硬膜外阻滞必须麻醉充分，否则可因手术刺激引起反射性血压下降、恶心、呕吐，同时应控制麻醉平面，以免造成呼吸抑制、血压下降。

5. 术中血糖的监测和管理

胰岛素瘤切除术中应监测血糖变化，其目的是及时发现处理肿瘤引起的低血糖和肿瘤切除后的高血糖，及时判断肿瘤是否完全切除。

一般认为肿瘤切除后血糖升高至术前 2 倍或切除后 1 h 内上升至 5.6 mmoL/L，即可认为完全切除。肿瘤切除后 1 h 内血糖无明显升高者，应怀疑有残留肿瘤组织存在，应进一步探查切除残留的肿瘤组织。术中应避免外源性葡萄糖引起的血糖波动，以免血糖水平不能准确反映肿瘤切除与否。为防止低血糖的发生，术中应间断测定血糖水平，根据测定结果输注少量葡萄糖，应维持血糖在 3.3 mmol/L 以上，肿瘤切除后如出现高血糖，可使用小量胰岛素控制。

保持足够的通气量，维持正常的 PaO_2 和 $PaCO_2$，避免过度通气出现继发性脑血流减少，减轻因低血糖造成的脑组织缺氧性损害。

（六）急性坏死性胰腺炎手术的麻醉

循环呼吸功能稳定者，可选用连续硬膜外阻滞。已发生休克经综合治疗无效者，应选择全身麻醉。麻醉中应针对病理、生理特点进行处理：①呕吐、肠麻痹、出血、体液外渗者往往并存严重血容量不足，水、电解质紊乱，应加以纠正。②胰酶可将脂肪分解成脂肪酸，与血中钙离子起皂化作用，因此患者可发生低钙血症，需加以治疗。③胰腺在缺血、缺氧情况下可分泌心肌抑制因子（如低分子肽类物质），抑制心肌收缩力，甚至发生循环衰竭，应注意防治。④胰腺炎继发腹膜炎，致使大量蛋白液渗入腹腔，不仅影响膈肌活动，而且使血浆渗透压降低，容易诱发肺间质水肿、呼吸功能减退，甚至发生急性呼吸窘迫综合征（ARDS）。麻醉中应在血流动力学指标监测下输入血浆代用品、血浆和全血，以恢复有效循环血量，纠正电解质紊乱及低钙血症，同时给予激素和抗生素治疗。此外，应注意呼吸管理，维护肝功能，防治 ARDS 和肾功能不全。

第四节　其他手术的麻醉

一、腹腔镜手术

随着仪器设备的改进和外科技术水平的提高，腹腔镜手术的开展越来越多，包括阑尾切除术、胃溃疡穿孔修补术、胃底折叠术、脾切除术和结肠切除术。腹腔镜手术的优点很多，包括切口创伤小、术后疼痛轻、术后肠梗阻发生率低、出院早、住院时间短和恢复正常活动早。

（一）手术操作

先在腹壁脐周做个小切口，通过这个切口将套管放入腹腔，然后通过套管向腹

腔内充入 CO_2，直到腹内压为 12～15 mmHg。患者的体位应利于手术野的暴露，倾斜的头高足低位利于上腹部术野的暴露，头低足高位便于下腹部术野的暴露。

（二）麻醉注意事项

（1）血流动力学变化：腹腔镜手术的血流动力学变化受许多因素影响，包括人工气腹后腹内压的变化、CO_2 吸收入血的容量、患者血管内容量状态、体位和使用的麻醉药物。一般来讲，患者可耐受 12～15 mmHg 的腹内压。气腹会导致 MAP 和体循环阻力增加，而心排血量不受影响。在合并心脏疾病的患者中，气腹会导致心排血量降低并产生低血压。CO_2 经腹膜吸收后会引起高碳酸血症，导致交感神经兴奋，使得血压升高、心率加快和心排血量增加。

（2）FRC 下降：全身麻醉下建立气腹后，会加重 FRC 的下降。头低足高位时，由于腹腔内脏向横膈移位，腹内压上升，FRC 会进一步降低，必须用 PEEP 来治疗肺萎陷。气腹增加气道峰压，然而，跨肺泡压并不升高，因为腹腔和胸壁的顺应性下降，导致呼吸系统的顺应性也降低。由于 CO_2 通过腹膜吸收，有必要增加分钟通气量，以维持正常的 CO_2 值。

（3）体位：由于患者处于倾斜的头低足高位或头高足低位，必须定期监测静脉回流的情况，并且应当经常查看患者手臂以防止臂丛神经损伤。

（4）体温的控制：腹腔内注入冷的气体会引起热量的丢失。

（5）由于腹内压的升高，腹膜腔、胸膜腔、心包腔间通道的开放，可导致纵隔积气、心包积气和气胸。气体从纵隔向头侧弥散可引起面部和颈部皮下气肿。

（6）血管损伤：因穿刺针或套管针穿入引起的血管损伤，会导致突然的腹腔大出血，需要改为开腹手术以控制出血。

（7）静脉气体栓塞：很少见，但是在气腹时，如穿刺针或套管针误入血管或气体进入门静脉系统后，静脉气体栓塞也会发生。血液吸收 CO_2 能力强，也能迅速在肺内清除，这就增加了 CO_2 误入静脉后的危险性。在高压情况下注入气体会在腔静脉和右心房发生"气体锁定"，这样会使静脉回流降低、心排血量下降，引起循环虚脱。肺循环气体栓塞的形成会导致无效腔的增加，V_A/Q 失衡和低氧血症。在有大量气体进入体循环或通过未闭的卵圆孔进入血液循环时，会形成体循环气体栓塞（有时对大脑和冠状循环产生致命影响）。治疗措施包括：停止充气，给患者吸纯氧以缓解低氧血症，使患者保持头低足高、左侧卧位，促使气体从右心室流出道排出。过度通气可增加 CO_2 的排出量。

（三）麻醉管理

腹腔镜手术通常要求全身麻醉。气腹和倾斜的头低足高位会影响通气功能，必须控制通气以避免发生高碳酸血症。插入导尿管和鼻胃管（通常在全身麻醉诱导后进行）不仅可以便于观察，还可降低在套管针插入时损伤膀胱和胃的风险。

二、食管手术的麻醉

食管手术用于治疗胃食管反流疾病，可以采取经腹途径，也可采取经胸途径。

（一）尼森胃底折叠术

尼森胃底折叠术是很常见的手术。即将胃底沿着食管下段包绕一周，形成一个圈，胃内压可使被缠绕的食管收缩，阻止胃内容物反流入食管。如果合并食管裂孔疝，可同时在手术中修复。为了缩短住院时间，通常通过腹腔镜完成该手术。

（二）麻醉注意事项

手术通常采用全身麻醉或全身麻醉联合硬膜外技术（开腹手术时）来完成。接受手术的患者通常已使用了质子泵抑制剂、H_2受体拮抗剂或促胃肠动力药，他们应继续药物治疗直到手术当天。由于发生胃食管反流和误吸的风险较高，需要进行快速诱导或清醒插管。

（三）食管探针

可放置一个食管探针来测定尼森胃底折叠术的口径。这样可确保食管腔的大小合适，从而减少术后吞咽障碍的发生。在放探针或下鼻胃管时，可能会使胃或食管穿孔。腹腔镜手术时，探针可在明视下直接放入胃里。在这个操作中，为避免损伤，胃和食管形成恰当的角度相当重要。扩张器和鼻胃管应当缓慢通过，且应该在直视下进行。对于食管狭窄的患者应当特别小心。

三、脾切除术的麻醉

脾脏的钝器伤或穿透伤应急诊行脾切除术。择期脾切除术用于治疗特发性血小板减少性紫癜或霍奇金淋巴瘤。术中要求全身麻醉和肌肉松弛。失血多时，常需要输血，因而要求使用较粗的静脉穿刺针。硬膜外阻滞和全身麻醉联合应用较适合，但应注意明显出血的患者伴有交感神经阻滞时可加重低血压。有时有必要行胸部切口以便控制巨脾的脾门处的血管。脾切除患者术后阶段应注射多价肺炎球菌疫苗。

四、肥胖患者的手术

很多人都超重并患有肥胖，肥胖是一个很重要的健康问题。BMI是与体内脂肪总量密切相关的指标，其计算公式如下：BMI（kg/m^2）=体重（kg）/身高的平方（m^2）。

BMI等于或超过24 kg/m^2，则认为是超重；BMI等于或超过28 kg/m^2，则认为是肥胖；BMI等于或超过40 kg/m^2，则是病态肥胖。

（一）麻醉前应注意的事项

1. 耗氧量增加

肥胖患者循环血量和心排血量相应增加，才能满足其耗氧量上升的需求。即使是无症状的年轻患者也可发现左心功能下降，这和肥胖程度相关。高血压也与肥胖明显相关。

2. 高胆固醇血症

肥胖患者发生高胆固醇血症的风险较大，这是导致动脉粥样硬化和冠心病的危险因素。有多个心脏危险因素的患者需要心外科会诊，以制订最佳的围术期治疗方案，并决定进一步心脏评估的必要性。

3. 食欲抑制剂

服用食欲抑制剂右芬氟拉明或芬氟拉明超过 4 个月的患者，发生心脏瓣膜紊乱的风险增加，尤其是主动脉瓣反流。肺动脉高压也与服用这些药物有关。围术期要做超声心动图来评估瓣膜的功能。

4. 呼吸系统

肥胖患者由于体重增加引起胸壁和呼吸系统的顺应性下降。由于肺血流量的增加，肺的顺应性也轻度降低。仰卧位时，FRC 进一步减少，导致 V_A/Q 失调和低氧血症。肥胖患者的代谢率高伴有氧耗量增加和 CO_2 的生成增多，只有增加分钟通气量，才能维持血中 CO_2 含量的正常。

5.OSAS

肥胖患者咽部黏膜下层脂肪含量的增加可导致在睡眠时易发生咽喉部塌陷，引起 OSAS。长期的低氧血症，当出现红细胞增多症时，会导致肺动脉高压和右心力衰竭。有严重 OSAS 的患者在术后应立即加强监测。

6. 胃食管反流

胃排空时间的延长以及腹腔内压力和容量的增加，可使症状性的胃食管反流增加。

7. 控制血糖

肥胖患者通常合并 2 型糖尿病、高血糖、高胰岛素血症和胰岛素抵抗。由于脂肪组织灌注不足，因此需要静脉注射胰岛素来控制高血糖。

8. 气道管理

由于肥胖患者颈粗、短，脸较大，其气道管理难度高。有研究报道，虽然单纯肥胖或单独的 BMI 过大会增加颈部周径，马氏评分超过 3 分会增加插管的难度，但是不能作为困难插管的预测。然而，在这项研究中还没决定是否根据颈部粗短的程度来采用清醒光纤插管技术，需要仔细评估颈部和下颌活动度，检查口咽部和牙齿的情况。如果认为存在插管困难，则应考虑清醒插管，并与患者沟通清楚。将患者上身垫高，使外耳道口与胸骨切迹成一直线，这样有利于喉镜下视野的暴露。

9. 精神疾病

部分肥胖患者存在严重的精神疾病，如抑郁症。

（二）减重手术

减重手术是目前治疗病态肥胖最有效的方式。BMI ≥ 35 kg/m² 有肥胖相关的并发症或者 BMI ≥ 40 kg/m² 的患者适合做减重手术。手术至少能减轻 50% 的体重，并降低高血压、糖尿病和 OSAS 的发病率。目前，主要施行两种基本的减重手术。

1. 袖状胃切除术

袖状胃切除术的原理是利用腹腔镜把胃的大弯垂直切割出来，使胃形成一个约 150 cc 的小胃囊，其方法是顺着胃大弯的走行方向保留 2 ～ 6 cm 幽门以上胃窦，沿胃长袖切除胃的大部，切除全部胃底，使残留胃呈"香蕉状"，容积在 60 ～ 80 mL。

2. 胃旁路术

胃旁路术是将胃分成胃小袋，然后将胃小袋与近端空肠吻合。通过限制食物的摄入和通过短路的小肠减少对食物的吸收而达到减肥目的。术后患者可能会发生倾倒综合征，即在摄入高度黏稠食物后，出现恶心、腹部绞痛和腹泻，进而可引起行为学的改变。进行该手术的患者可能会引起铁和维生素 B_{12} 的缺乏。胃旁路术也可以在腹腔镜下完成。

（三）麻醉管理

1. 手术台

标准手术台的大小常常与肥胖患者的体形和体重不匹配，因此应当使用专为肥胖患者设计的手术台。即使是短小手术也必须使用特别的垫料，进行皮肤保护。

2. 标准无创监测

对带有导尿管的肥胖患者可采取标准无创监测。选择大小合适的血压袖带很关键，把大小合适的袖带绑在前臂比把太大的袖带绑在上臂要好。只有在需要严格的血压控制或反复做血气分析时才有必要进行动脉血压监测。肥胖患者进行静脉穿刺置管可能较困难。

3. 液体评估

肥胖患者液体评估很困难。尽管肥胖患者总的循环血容量增加，但是每千克体重的血容量仍低于正常体重人群。手术操作的难度会增加血液和其他体液的丢失。体重正常的患者根据血流动力学和尿量情况进行补液是安全的，但肥胖患者需要根据有创监测来指导补液。腹内压的升高可传递到胸腔导致中心静脉压增加。肺动脉导管用于监测充血性心力衰竭和瓣膜疾病患者的血容量状态。虽然腹内压升高使得充盈压上升，但是这并不影响心排血量测定值的精确度。

4. 区域阻滞麻醉和椎管内麻醉

肥胖患者区域阻滞麻醉技术实施较难，因为定位解剖标志有困难。硬膜外阻滞联合浅的全身麻醉很有优势，这利于术后高质量的镇痛，肥胖患者脊柱中线在坐位比侧卧位更明显，便于硬膜外导管的置入，但需要更长的硬膜外穿刺针（12.7 cm 长）。病态肥胖患者硬膜外腔的容量因脂肪浸润及硬膜外静脉系统血容量的增加而减少，因此其硬膜外麻醉使用的局麻药量应适当减少。

5. 气管插管

肥胖患者需要快速诱导插管或清醒插管。由于其胃排空延迟、腹内压增加以及存在胃食管反流可能会增加误吸的危险。

肥胖患者代谢需求的增加以及 FRC 的降低，导致在呼吸暂停时会出现快速、明显甚至是顽固性的去饱和作用。建议进行 3 ～ 5 min 的预吸氧，但是建立的氧储备仍然很小。

对可能存在困难插管的肥胖患者建议采用清醒纤维支气管镜插管。较理想的插管体位是将患者的上胸部、头颈部适当垫高，使其处于斜坡位，这样有利于喉镜的暴露，提高插管的成功率。头低足高位或坐位也利于插管，但是需要麻醉医师站着插管。事先应预备好各种型号的喉镜片、喉罩通气道和带有管芯的气管内插管。

6. 肺功能

全身麻醉过程中肥胖患者的肺容量较非肥胖患者下降得多，容易导致肺不张、气道闭合和低氧血症。可以通过 PEEP 和增加潮气量来治疗肺泡萎陷。气道压力的升高源于胸壁顺应性的降低。

7. 药物剂量

肥胖患者由于基本生理功能的改变（如心排血量增加）以及药代动力学参数（如药物分布容积，肝、肾清除率）的变化，药物的剂量很难估计。肥胖患者按实际体重给药可能会过量。另外，按照理想体重给药，需要量可能会超过估计量。总体来说，如果药物的分布限于非脂肪组织，可按照理想体重计算药量。如果药物的分布包括脂肪和非脂肪组织，则应根据实际体重计算药量。药物的维持剂量取决于肥胖患者对药物的清除率。总之，应尽量使用短效药物。

肥胖患者的胆碱酯酶活性增加，应当按照实际体重计算所需琥珀胆碱的剂量。丙泊酚的负荷量和维持量应当根据实际体重来计算。阿片类药物的剂量，包括瑞芬太尼，应根据理想体重计算。苯二氮䓬类药物的负荷量应根据实际体重来计算，维持量应根据理想体重来计算。

8. 辅助用药

肥胖患者肌松药的滴注会较困难，神经刺激仪（由于皮下组织较厚）判断性降低，会低估肌松药的需求，引起肌松药药量的不足。使用氯胺酮和可乐定可节省麻醉药的剂量。在手术当天一入院就口服降压药，可起适当的镇静作用，并且没有呼吸抑制。

9. 适时拔管

在肥胖患者清醒且有足够的咳嗽反射时，确定肌松药的作用完全消失后才可以在手术室拔管。因为仰卧位降低了 FRC，肥胖患者应尽早采取坐位。对于 OSAS 的肥胖患者，应尽早采取 CPAP。

10. 加强监护

对于有严重的冠状动脉疾病、糖尿病控制较差的肥胖患者，以及 OSAS 的肥胖患者术后应当加强监护。

五、原位肝移植

原位肝移植是肝脏疾病晚期的根治性手术。常见手术适应证包括肝脏肿瘤、硬化性胆管炎、威尔逊病、原发性胆汁性肝硬化和酒精性肝硬化等。原位肝移植的供体供应有限，尤其是儿童。目前，有两种方法用于增加儿童肝移植的供应而不影响成人的供应：①从活体亲属供体内取左侧肝段移植给儿童。②劈离式肝移植，即从一个死亡供体内把一个肝脏一分为二分别移植给两个患儿。因为离体分离同种异体的肝脏时间长，其缺血时间的延长会导致移植肝的损伤，其肝功能障碍的发生率也高。活体供体原位肝移植的开展越来越多，接受这类移植的患者存活率与那些接受整个肝脏和部分肝移植患者的存活率差不多。

（一）麻醉前准备

与一般肝脏手术麻醉前准备相同。

（二）手术阶段

原位肝移植的手术分三个阶段进行。

（1）受体肝切除：包括胆囊和肝静脉的切除，有时需切除部分下腔静脉。

（2）无肝期：由于下腔静脉的阻断导致静脉回流大大减少。无肝期静脉 – 静脉分流（如左侧股静脉和门静脉到左侧腋静脉）常能改善静脉回流。

（3）无肝后期：供体肝脏的重新灌注标志着无肝后期，此期将高钾、低温和酸性的液体流入中心循环。患者情况一般在血管吻合完成后稳定。胆道吻合完成后，在供体胆囊切除、胆总管空肠吻合并且放置胆总管的引流管后，完成手术。

（三）麻醉中的注意事项

（1）出血：在存在凝血功能障碍时会有大量的出血（失血量是血容量的几倍）。受体肝切除常常是出血多的阶段。无肝期纤维蛋白溶解可能会加重先前的凝血功能障碍。使用氨基己酸和（或）抑肽酶可能有帮助。

（2）低体温：在麻醉诱导前即采取强有力的升温措施以避免低体温。

（3）代谢紊乱：患者常见少尿，由于低血容量和低灌注所致，可能导致肾衰竭和高钾血症。大量输注枸橼酸化的血制品，可能导致低钙血症和高钾血症。在无肝期，理论上有低血糖的危险，但由于含糖液体的应用，高血糖更常见，这一手术阶段常以进行性的代谢性酸中毒为主。

（4）低氧：源于肺内分流、手术牵拉所致胸廓活动受限和头低足高位。充分的氧合需要吸入高浓度的 O_2 和使用 PEEP。

（5）低血压：应预见由于低血容量和心功能障碍所致的低血压，需要使用血管加压药和正性肌力药直到其根本问题纠正为止。

（四）麻醉处理

（1）标准监测：加强留置尿管和直接动脉压力的监测是必需的。大多数患者还需要放置肺动脉导管，通过中心静脉或外周静脉来建立粗的静脉通路。应该提供能以 $1.0 \sim 1.5$ L/min 速度输注的快速输血通路。

（2）麻醉的快速诱导：患者因饱食、腹腔积液或反应迟钝有反流的危险，因而常采用快速诱导。对于血流动力学不稳定的患者，氯胺酮作为麻醉诱导药也许有用。

（3）麻醉的维持：常采用中等剂量到大剂量阿片类镇痛药和挥发性麻醉药的平衡麻醉技术来完成。N_2O 由于可加重静脉 – 静脉分流过程中气栓发生的危险性和肠扩张，应避免使用。

（4）术中化验检查：术中化验检查包括动脉血气分析、血糖、电解质、血细胞比容、血小板计数和凝血功能情况，用于指导治疗。

（5）输血疗法：输血疗法包括自体回输术野收集的血和输注库存的血制品。根据凝血功能的化验检查结果和临床情况来选择输注红细胞悬液、新鲜冰冻血浆或其他血制品。如果有可能，应推迟到静脉 – 静脉分流完成后输注血小板。冷沉淀物和氨基己酸可作为治疗的辅助用药。

（6）血流动力学紊乱的复苏：在再灌注期间治疗血流动力学紊乱很有必要。由于寒冷、高钾血症、供体器官酸性代谢产物的排出以及肠管和下肢的低灌注可导致恶性心律失常和心搏骤停；在再灌注前，将血清钾和酸碱状态调整到正常对这种情况有利。扩容以及应用碳酸氢钠、利尿剂、胰岛素、葡萄糖和小剂量的肾上腺素（$50 \sim 100$ μg 静脉滴注）也很有必要。

（7）术后：移植的肝脏恢复功能后，患者凝血功能障碍一般能得到改善，所需液体量减少，需要增加镇静、镇痛药来镇静、镇痛。

六、异位胰腺移植的麻醉

异位胰腺移植常和异位肾脏移植同时进行。麻醉中应注意的问题主要与胰腺移植和糖尿病的处理有关。

（一）胰腺移植

手术将供体胰腺通过十二指肠的一部分与受体膀胱吻合，这样使外分泌腺的分泌液流入膀胱。麻醉中要求经常监测血糖水平，因为随着胰腺血流的灌注，血糖水平可快速降至正常。因为没有胃蛋白酶存在，所以胰蛋白酶原和糜蛋白酶原不能被激活，革兰氏阴性菌引起的尿路感染可以激活这些酶原并导致膀胱受损。此时需要紧急手术切除移植的胰腺。胰腺分泌的碳酸氢盐在尿中丢失，在肾衰竭过程中可发生严重的代谢性酸中毒，应注意防治。

（二）胰岛细胞移植

胰岛细胞移植仍在实验阶段，但有可能治疗糖尿病。操作过程包括将死亡供体的胰岛细胞净化，经门静脉注入肝脏。移植可在局麻下经皮完成。

第四章　椎管内麻醉

第一节　蛛网膜下腔阻滞

把局麻药注入蛛网膜下腔，使被波及的脊神经根及脊髓表面部分产生可逆性阻滞作用，称为蛛网膜下腔阻滞，因穿刺部位在腰部，故又称腰麻。

一、阻滞特点

蛛网膜下腔中由于有脑脊液的存在，局麻药注入后立即与脑脊液混合并扩散，直接作用于脊神经根和脊髓表面。这些特点决定了蛛网膜下腔阻滞的性能。

二、阻滞类别

（一）麻药比重

根据所用局麻药液与脑脊液比重的差别，蛛网膜下腔阻滞的麻药可分为等比重溶液、重比重溶液、轻比重溶液三类。

1. 等比重溶液

脑脊液的比重为 1.003～1.009，等比重溶液即指局麻药比重与脑脊液的比重极近似的溶液。通常将较少量的局麻药溶于较大量（6～10 mL）的脑脊液中配成。由于药液配制麻烦和麻醉作用时间短暂，目前临床上已少用。

2. 重比重溶液

重比重溶液指局麻药比重显著高于脑脊液比重的溶液。一般于局麻药中加适量的 5%～10% 葡萄糖配成。其麻醉作用可靠，作用时间长，麻醉范围的调整也容易实现，因此成为临床使用最普遍的蛛网膜下腔阻滞的药液。

3. 轻比重溶液

轻比重溶液指麻药比重显著低于脑脊液比重的溶液。一般以较大量（6～16 mL）的注射用水来稀释局麻药而成，其特点为麻醉作用比较接近等比重溶液，却没有等比重溶液蛛网膜下腔阻滞所固有的缺点，是临床上很有实用价值的麻醉方式之一。

（二）根据麻醉范围分类

1. 高位蛛网膜下腔阻滞

感觉阻滞平面高于 T_6。

2. 低位蛛网膜下腔阻滞

感觉阻滞平面低于 T_6。

3. 鞍麻

阻滞范围局限于会阴及臀部。

4. 单侧阻滞

阻滞范围只限于（或主要限于）一侧下肢。

三、阻滞机制

局麻药液注入蛛网膜下腔后与神经组织有较强亲和力，一旦与神经组织相接触便被吸收。神经组织吸收一定（临界）浓度的局麻药后便丧失或减弱其传导功能，称神经（或传导）阻滞。

神经阻滞顺序：交感神经、温度觉、痛觉、触觉、肌肉运动、压力感觉，最后是本体感觉的阻滞。

四、生理影响

（一）血流动力学紊乱

血流动力学紊乱为蛛网膜下腔阻滞时最为突出的生理功能改变。其原因有以下几点。

（1）交感神经阻滞使血管扩张并导致回心血量减少是主要因素。

（2）"肌泵"作用消失。正常情况下肌纤维的收缩对其的微血管产生挤压作用，如此则有助于增进静脉血流。肌肉在全身麻醉后此辅助静脉血流的机制亦不能发挥作用。

（3）肾上腺能神经阻滞并未直接促使血管扩张，但却可能在一定程度上减弱机体的代偿能力。

（4）迷走神经兴奋可使血管进一步扩张。

（二）呼吸功能的改变

呼吸功能的改变一般不如血流动力学改变明显和急剧。阻滞平面不超过 T_6 者，通气功能可不受影响；阻滞平面高达 T_4 时，补呼气量可有不同程度的降低，但静息通气量仍可正常。阻滞平面在 T_2 以上可使补呼气量明显减少，虽然血气仍可在正常范围，但患者可有主观气促感。

（三）胃肠功能的改变

腹腔内脏的交感神经被阻滞后，迷走神经功能相对亢进，因而胃肠处于收缩状态，以致患者有时自觉有胃肠痉挛感，或是引起呕吐。

五、适应证与禁忌证

（一）适应证

蛛网膜下腔阻滞是临床常用的麻醉方法之一，主要用于体格条件较好的患者施行部位较低、时间较短的手术，如下肢、会阴、肛门、直肠以及泌尿系统的手术最为适宜，盆腔内的短小手术也可采用。脐以上的手术麻醉效果往往不能如意，或是麻醉的管理常有困难，已很少使用。

（二）禁忌证

穿刺部位有感染者属绝对禁忌；有中枢神经系统疾病的患者；休克、低血容量患者；脊柱严重畸形患者。

六、麻醉前准备

术前至少 6 h 禁食；保持精神稳定，必要时给予适量的镇静药或安眠药，如地西泮、哌替啶或吗啡等；为了提高术前用药的效果，术前用药中常给予东莨菪碱；严格执行各项无菌操作和灭菌处理是杜绝蛛网膜下腔阻滞后神经系统后遗症的最有效措施。

七、常用局麻药

（一）普鲁卡因

普鲁卡因是较早应用于蛛网膜下腔阻滞的药物之一，迄今仍用。其重比重溶液为 5% 的葡萄糖注射液或 0.9% 的氯化钠液，更常用者则是将本品 150 mg 溶于 3 mL 脑脊液中使用。

本品的麻醉作用可靠，麻醉平面也较易控制，起效时间为 1～5 min，但其麻醉作用持续时间短暂，为 45～60 min，只适用于短小手术。其实用剂量小于 150 mg，极量为 200 mg。

（二）丁卡因

丁卡因作用持续时间适中，能够满足一般手术的需要。起效时间为 5～10 min，麻醉持续时间为 60～120 min。重比重溶液俗称 1：1：1 溶液，即以 1% 丁卡因、3% 麻黄碱和 10% 葡萄糖各 1 mL 混合而成的 3 mL 溶液。实用剂量小于 10 mg，极量为 20 mg。

（三）利多卡因

利多卡因在蛛网膜下腔阻滞中的稳定性能较差，阻滞平面不易控制，近年来较少应用。

（四）丁哌卡因

丁哌卡因为长效局麻药，是近年来最常用的局麻药，其重比重溶液可采用 0.5% 或 0.75% 丁哌卡因 2 mL 与 10% 葡萄糖 1 mL 混合配制。麻醉起效时间快，作用时间长，可持续 3～4 h，下腹部可持续 2 h 左右。实用剂量小于 15 mg，极量为 20 mg。

八、蛛网膜下腔穿刺术

（一）体位

最常采用的体位是侧卧位，也可采取坐位。为扩大棘突间的距离，可令患者俯首抱膝，使腰部屈曲。

（二）穿刺点

一般选择 $L_3 \sim L_4$ 或 $L_2 \sim L_3$，最高不超过 L_2，以免损伤脊髓，两髂嵴连线与脊柱的交叉处即 $L_3 \sim L_4$ 间隙或 L_4 棘突，为最常用穿刺间隙。

（三）穿刺方式

穿刺方式可分为直入法及侧入法两种方式。

（1）直入法系指穿刺针由棘突连线（即棘中线）刺入，穿透棘上韧带、棘间韧带、黄韧带最后穿破硬脊膜而进入蛛网膜下腔。

（2）侧入法则取距脊中线 $1.5 \sim 2.0$ cm 处为穿刺点，穿刺针取向头的方向刺入，如此则穿刺针已避开棘上韧带及部分棘间韧带而直接刺入蛛网膜下腔。

侧入法主要适用于棘上韧带钙化、棘突过宽和（或）棘间隙过窄的患者。由于所穿透的韧带组织较少，术后腰疼的并发症较少。

九、影响局麻药在蛛网膜下腔扩散的因素

（1）穿刺部位：一般首选 $L_3 \sim L_4$ 间隙穿刺，此间隙正位于（患者侧卧时）脊柱的最高点。若用重比重溶液，高位阻滞时可选用 $L_2 \sim L_3$ 间隙，低位阻滞时可选用 $L_4 \sim L_5$ 间隙。

（2）穿刺针内径及针端斜口方向：注射速率相同时，内径越小、扩散越广。斜口向头则向头侧扩散广，反之亦然。

（3）注药速率：注药速率过快或采用脑脊液回抽后注药引起脑脊液湍流，则麻醉平面扩散愈广。

（4）局麻药容积与剂量：局麻药容积和剂量（浓度）越大则阻滞范围愈广。

（5）局麻药比重：重比重溶液，药物流向低处；轻比重溶液，药物流向高处。

（6）患者脊柱的长度：局麻药剂量相同时，脊柱越长的患者阻滞平面相对较低。

（7）腹内压增加：妊娠、肥胖、腹水或腹部肿瘤，均可增加下腔静脉丛的血流量，并导致局麻药扩散更广。

（8）脑脊液压力和患者年龄：脑脊液压力偏低和老年患者易于呈现较高平面的阻滞。

十、蛛网膜下腔阻滞的管理

局麻药注入蛛网膜下腔的最初 20 min 是阻滞平面、呼吸、循环功能最易发生改变且有时改变极其急剧的时期，因此，在此时期必须加强监测和管理。

（一）循环系统

阻滞平面超过 T_4 常出现血压下降、心率减慢，多数人在药液输注后 15 ～ 30 min 出现，此时应加快输液速度，立即肌内注射血管收缩药麻黄碱 10 ～ 15 mg，对心率缓慢患者可给予阿托品 0.3 ～ 0.5 mg，以降低迷走神经张力。

（二）呼吸系统

阻滞平面过高，可引起肋间肌麻痹，表现为胸式呼吸减弱，腹式呼吸增强，严重时患者潮气量减少、咳嗽无力，甚至发绀，此时应迅速吸氧，进行辅助呼吸，直至肋间肌运动能力恢复。

（三）消化系统

恶心、呕吐多因血压下降引起脑缺氧，或因麻醉后胃肠蠕动亢进和手术牵拉内脏引起，应对症处理，如吸氧，使用升压药、镇吐药甲氧氯普胺等。

手术完毕后待阻滞平面消退至 T_6 以下方可送返病房。

十一、蛛网膜下腔阻滞后的并发症

（一）头痛

头痛是比较常见的并发症，常见于麻醉作用消失后数小时至 24 h，术后 2 ～ 3 d 头痛症状最剧烈，10 d 左右可消失，个别患者持续时间较长，典型症状是坐起及站立时加重，卧位可减轻，表现为严重的枕部头痛并向后颈部放射，重者可出现全头痛并伴耳鸣、视物模糊和复视，其原因是脑脊液经穿刺孔不断滴入硬脊膜外腔，脑脊液压力降低，从而使脑膜血管和颅神经受牵张所致。其发生率在年轻人、使用粗穿刺针及反复穿刺者中较高。

预防与治疗：选择细穿刺针；术后患者平卧或头低位仰卧；多饮水、输液和给予镇痛药；硬膜外间隙注入生理盐水或右旋糖酐 30 mL；"补丁"法，抽取患者 10 mL 自体血注入硬脊膜外间隙；使用安钠钾 500 mg 加入 500 mL 生理盐水中，2 h 输注完毕。

（二）尿潴留

尿潴留主要由支配膀胱的骶神经恢复较慢引起，或由肛门、会阴手术后引起疼痛造成，可采用热敷、针灸等治疗，无效的患者可行导尿，一般可自行恢复。

（三）脑神经麻痹

麻醉后偶尔会引起脑神经麻痹，其中以第 6 对颅神经麻痹较常见，发生原因与蛛网膜下腔阻滞后头痛的机理相似，一旦发生应对症治疗。

（四）假性脑膜炎

假性脑膜炎与局麻药的组织毒性和穿刺操作有关。

（五）其他并发症

穿刺后腰痛、棘突骨髓炎等虽然发生率不高，但可能与穿刺局部创伤和术中、术后体位不当引起背部肌肉、韧带劳损有关，一般对症处理即可。

第二节　硬膜外阻滞

硬膜外阻滞在这里主要讲骶管阻滞。经骶裂孔穿刺注入局麻药的骶脊神经阻滞的方法，称骶管阻滞。

一、作用特点

成人骶管的容积约 25 mL，麻醉药液必须将骶管充满才足以使所有骶脊神经都受到阻滞。

二、阻滞范围

主要集中于肛门、会阴及臀部等骶脊神经支配的区域。由于其阻滞范围极其局限，因此对患者生理功能的影响甚微。

三、适应证

主要适用于肛门、直肠、会阴及尿道（包括膀胱镜检查）等手术，尤其适用于体质衰弱的患者。

四、操作

（一）体位

患者取侧卧位或俯卧位。

（二）定位

在成人尾椎骨上方 3 ～ 4 cm 处，两骶骨角之间有一三角形凹陷，即为骶裂孔。

（三）穿刺方法

在骶裂孔中央，行局部浸润麻醉，穿刺针先垂直刺入皮肤至皮下后，将穿刺针与皮肤呈 30° ～ 45° 角方向进针，穿破骶尾韧带有类似黄韧带脱空感，注入盐水无阻力，快速注气无皮下气肿。成人进针深度为 3 ～ 4 cm，小儿为 1.5 ～ 2.0 cm。回吸无血液及脑脊液即可注入局麻药。

五、常用药物及浓度

成人常用 1.5% 利多卡因或 0.5% 丁哌卡因 15 ～ 20 mL 即可满足麻醉需求。

六、注意事项

操作时务必强调感染的预防；骶管腹侧壁以上以及骶管外周都有极丰富粗大的血管窦存在，穿刺置管应分外小心，以免引起出血和（或）局麻药毒性反应；髂后上棘连线在第二骶椎平面，是硬脊膜囊的终止部位，骶管穿刺针如果越过此连线，易误穿蛛网膜下腔而发生危险；单次给药时要注意局麻药毒性反应。

第三节　蛛网膜下腔 – 硬膜外联合阻滞

一、复合麻醉穿刺法

20 世纪 90 年代初，蛛网膜下腔 – 硬膜外联合阻滞（CSEA）麻醉已广泛应用于临床，并取得满意效果。CSEA 适合于 8 岁以上患者的 T_7 以下平面任何外科手术。CSEA 可选用双穿刺点法（DST），也可采用单穿刺点法（SST），既向蛛网膜下腔注药，同时也经此穿刺针置入硬膜外导管。DST 先于 $T_{12} \sim L_1$ 或 $L_1 \sim L_2$ 行硬膜外穿刺置入硬膜外导管，然后再于 $L_3 \sim L_4$ 或 $L_2 \sim L_3$ 或 $L_4 \sim L_5$ 行蛛网膜下腔穿刺，注入局麻药液行蛛网膜下腔阻滞；SST 经 $L_2 \sim L_3$ 间隙穿刺，目前国内不少厂家专门设计和制造 CSEA 配套穿刺针并广泛应用于临床，应用特制的配套穿刺针，针的样品都是针套针方式，即先用一根带刻度的 17 G 或 18 G 硬膜外穿刺针（即 Tuohy 或 Weiss 穿刺针）进入硬膜外腔；然后用一根 29 G 或 27 G 蛛网膜下腔穿刺针（即 Quineke 或 Whitacre 穿刺针）套入上述硬膜外穿刺针内，穿过并超出 Tuohy 穿刺针 11 ~ 13 mm，就完全可以穿破硬膜（在 L_3 处穿刺自黄韧带至硬膜距离为 5 ~ 20 mm）而进入蛛网膜下腔。如出现针尖顶着硬膜的帐篷现象，则将硬膜外穿刺针，亦包括蛛网膜下腔穿刺针，向内推进少许（3 ~ 6 mm），以将硬膜穿破，穿过硬膜时，常有一种"啪"穿破的感觉。针确定在蛛网膜下腔后，注药并退出蛛网膜下腔穿刺针，再经硬膜外穿刺针置入硬膜外导管（在硬膜外腔深度为 4 ~ 5 cm），该导管作为补充蛛网膜下腔阻滞或延长麻醉时间用，也可作为术后镇痛。这种复合麻醉方法的麻醉效果基本上在 95% 以上，据有关资料统计，应用 SST 时蛛网膜下腔阻滞的失败率达 16%，应用 DST 时其失败率仅 3%。

二、应用单穿刺点法或双穿刺点法存在的问题

（1）因为患者在进行穿刺时都取侧卧位，而蛛网膜下腔阻滞先注药，若应用重比重溶液，注药后不能立即仰卧，还须行硬膜外腔置管。如置管顺利也需 1 ~ 2 min 起效，如置管不顺则时间在 5 min 以上，局麻药在蛛网膜下腔发生作用，而容易发生单侧性或偏重单侧性蛛网膜下腔阻滞。如侧卧位时患者体位不当，头或骶偏高或偏低，容易造成麻醉平面过高或过低。

（2）SST 很容易损坏蛛网膜下腔穿刺针的前端，如穿刺针质量不好，损坏的微小金属片脱落下来会进入硬膜外腔或蛛网膜下腔。破损的蛛网膜下腔穿刺针的前端在穿破硬脊膜时，会使硬膜损伤更大。

（3）在应用 SST 时硬膜外针要正确处于正中位置，如果前端偏斜，则在应用蛛网膜下腔阻滞穿刺针进行穿刺时也会跟着发生偏斜，甚至引导蛛网膜下腔穿刺针进入硬膜外腔的硬脊膜囊。应用 CSEA 时在已经产生蛛网膜下腔阻滞的麻醉平面基础上，硬膜外阻滞每扩展阻滞 1 个节段需局麻药液 1.5 ～ 3.0 mL，比单纯应用硬膜外阻滞每扩展阻滞 1 个节段的药量要少，因此麻醉应小剂量给药。

三、CSEA 常用药物剂量和浓度

目前临床上应用 CSEA 时蛛网膜下腔阻滞多采用重比重溶液，有的研究学者也应用等比重溶液，但等比重溶液需坐位穿刺，又容易引起麻醉平面过低，因此达不到麻醉需求。

（一）重比重溶液

蛛网膜下腔阻滞药配制时加 10% 葡萄糖溶液 0.5 ～ 1.0 mL，即为重比重溶液。蛛网膜下腔阻滞用 0.5% 丁哌卡因 1.6 ～ 2.0 mL，0.33% 丁卡因 1.8 ～ 2.0 mL；硬膜外用 0.5% 丁哌卡因 10 ～ 15 mL。

（二）等比重溶液

蛛网膜下腔阻滞用 0.33% 丁卡因 1.8 ～ 2.0 mL；硬膜外用 1% 利多卡因和 0.25% 丁哌卡因 8 ～ 10 mL，或 0.25% 丁哌卡因 10 ～ 12 mL，硬膜外阻滞追加药量为首次量的 1/3 ～ 1/2。

CSEA 优点是作用起效快，麻醉效果好，肌肉松弛效果比单纯蛛网膜下腔阻滞或硬膜外阻滞都好。少量蛛网膜下腔阻滞用药达到骶丛的阻滞，明显减少了硬膜外阻滞用药量，降低毒性反应发生率。

第四节　硬膜外阻滞与全身麻醉联合应用

硬膜外阻滞与全身麻醉两种方法的联合使用，首先，保留了各自的优点，克服了彼此的不足，其次，充分利用两种方法联合使用时的循环和呼吸效应，有利于围术期患者生理功能的调控。此外，由于硬膜外阻滞的效应，可在较浅的全身麻醉状态下仍然保持有较好的麻醉效果。

一、适应证

凡是能够在单纯硬膜外阻滞下完成的手术，如腹部手术、下肢手术和盆腔手术，均为其适应证。一些不能单独在硬膜外阻滞下完成的手术，如胸腔手术等，则可在全身麻醉的基础上，配合术中、术后的硬膜外阻滞和硬膜外镇痛，不仅能够满足手术的需要，而且可以取得良好的效果。

二、禁忌证

相对禁忌证包括各种短小手术，不必采用复杂的硬膜外阻滞与全身麻醉联合应用。

三、实施原则

（1）硬膜外阻滞与全身麻醉联合应用时应符合全身麻醉的基本要素。

（2）硬膜外穿刺点的选择和硬膜外阻滞平面的调节，应尽量满足外科手术镇痛的基本要求。应注意硬膜外阻滞和全身麻醉之间的配合，既要充分发挥硬膜外阻滞的作用，同时又要避免硬膜外局麻药过量，造成阻滞平面广泛，引起严重的循环紊乱。

（3）硬膜外阻滞和全身麻醉的配合及药物的使用必须做到个体化，并在术中随时调整。

四、主要优缺点

（一）主要优点

（1）由于全身麻醉和硬膜外阻滞的协同作用，因而全身麻醉药和硬膜外局麻药的用量均明显减少。硬膜外阻滞与全身麻醉联合应用具有较完善的局部镇痛和肌肉松弛作用，可以减轻手术对患者的刺激，减少术中知晓的发生，有效抑制手术所致的应激反应。

（2）硬膜外阻滞与全身麻醉联合应用患者苏醒迅速和完全，苏醒时无疼痛，因而比较舒适。避免单纯全身麻醉时患者经常出现的高血压和烦躁、躁动；硬膜外阻滞促使肠管收缩，有利于手术野的显露；良好的硬膜外镇痛，有利于患者术后早期活动，减少术后并发症；在心血管外科手术中应用时，有利于维持术中血流动力学稳定；有利于术后呼吸功能的维护；术中可维持心肌的氧供需平衡，对冠心病患者有利。

（二）主要缺点

（1）操作比较费时，有增加创伤和发生硬膜外阻滞并发症的可能。

（2）诱导期间虽然高血压的发生率减低，但如果全身麻醉诱导前硬膜外局麻药用量掌握不当，则全身麻醉诱导期间发生低血压的概率增加。

（3）麻醉期间液体用量增加，有造成水钠潴留的可能。

（4）如硬膜外阻滞和全身麻醉的配合不当，或术中过度追求"浅全身麻醉"，则有可能发生患者术中清醒的情况。

第五章 颈、肩部和上肢疼痛治疗

第一节 颈椎病

颈椎病是由于颈椎间盘退变及其继发性改变，刺激或压迫相邻组织并引起各种与颈椎相关的疾病，也称颈椎综合征。颈椎病临床症状复杂多样，包括颈部疼痛、髓性症状和根性症状等。

颈椎病是一种临床常见的退变性疾病，但并非所有患者都出现临床症状，这种个体差异主要取决于颈椎管的发育程度。颈椎管狭小者容易产生症状，而颈椎管大者则不容易发病。一个明显发育狭小的颈椎管，即使髓核或纤维环略突入颈椎管，也可以使颈椎管容量发生明显改变，使局部的窦椎神经受刺激而引起症状。反之，一个大的颈椎管，即使是一个较大的突出对其容量的改变并不明显，椎管内结构并没有受到压迫，可以不出现症状。

除此之外，在颈椎原发性退变的基础上，随之而来的各种继发性改变也是形成颈椎病的另一重要因素，它包括动力性改变和器质性改变，前者如椎节失稳、关节松弛和错位等，后者则表现为髓核脱出、骨刺形成和继发性椎管狭窄。

一、病因

（一）颈椎间盘的退行性变

颈椎间盘由髓核、纤维环和上下软骨板构成，是人体退变较早的组织之一，颈椎间盘出现退行性改变后，由于形态的改变而失去正常的功能，进而影响或破坏了颈椎运动节段的生物力学平衡而产生相关结构的一系列变化。其中纤维环多于 20 岁以后出现退变，早期为纤维组织的透明变性、纤维增粗和排列紊乱，逐渐出现裂纹甚至完全断裂，形成肉眼可见的裂缝。长期屈颈工作者可致髓核被挤向后方而增加该处的压力，如果不及时去除诱因，可使局部缺乏良好的血供而难以恢复，并为髓核的突出创造条件。

髓核主要由水和蛋白多糖两部分组成，从 24 岁开始，蛋白多糖开始减少，髓核开始丢失水分，体积随即减少。髓核正常组织逐渐被纤维组织替代，硬度增大，其生物力学特性随之改变而逐渐不能有效传递负荷，颈椎间盘内部压力升高、髓核压力升高导致纤维环受压增大及受压不均匀，加速了纤维环的破坏；另外，髓核顺压力梯度向纤维裂隙移动并突向边缘。三层纤维环完全破裂后，髓核可以突出至后纵韧带或前纵韧带下方，导致韧带下骨膜分离、出血等反应，成为椎体边缘骨赘形成的基础。

变性髓核尚可沿后纵韧带下脱出至椎体后方，或突破后纵韧带脱入颈椎管。早期脱出髓核可以通过保守治疗使之回纳，脱出时间久的髓核会与周围组织发生粘连、固定而难以回纳。软骨板的退变较髓核、纤维环出现晚，髓核内部压力增高，可能会通过几方面作用影响终板导致变性，包括使终板、髓核接触面的血供减少；髓核突破终板，形成 Schmorf 结节。终板自身变性后厚度变薄，滋养作用严重减退，这又进一步加剧了髓核的退变。

（二）韧带 - 椎间盘间隙的出现与血肿形成

颈椎病的早期由于颈椎间盘的变性不仅使失水与硬化的髓核向椎体的后方或前方位移，最后突向韧带下方，使局部压力增高的同时，引起韧带连同骨膜与椎体周边皮质与骨间的分离，而且颈椎间盘变性本身尚可造成椎体间关节的运动等异常活动，从而使韧带与骨膜的撕裂加剧，加速了韧带 - 椎间盘间隙的构成。颈椎间盘后方韧带下分离后所形成的间隙因常同时伴有局部微血管的撕裂与出血而形成韧带与颈椎间盘间隙血肿，可进一步刺激分布于后纵韧带的窦椎神经末梢而引起各种症状，同时分离了韧带下方压力，因而可出现颈部不适、酸痛、头顶部沉重感等一系列症状。

（三）椎体后缘骨赘形成

颈椎间盘变性后椎节不稳导致该椎节上下椎体出现异常活动，椎体所受压力加大，椎体发生代偿性肥大，主要表现为椎体前后缘压力集中点骨质增生。

（四）颈椎其他部位的退变

小关节间隙变窄导致椎间孔前后径与上下径均变窄，刺激脊神经根、脑脊膜、窦椎神经产生症状；黄韧带肥厚突入颈椎管内对脊髓造成压迫；钩椎关节增生可能刺激神经根和椎动脉；前纵韧带和后纵韧带肥厚等都是导致颈椎病的因素。

（五）慢性劳损

慢性劳损有别于明显的外伤或生活、工作中的意外，易被忽视，但其与颈椎病的发生、发展、治疗及预后等有着直接的关系，此种劳损的产生与起因大多为以下三种情况。

（1）睡眠姿势不良：人的一生有 1/4 ~ 1/3 的时间是在床上度过的，枕头过高及睡眠姿势不当可导致颈椎间盘内部受力不均，以及椎旁肌肉、韧带及关节的平衡失调，张力大的一侧易因疲劳而造成程度不同的劳损，并有颈椎管外的平衡失调波及颈椎管内组织，从而加速了颈椎退变的进程，临床常见患者主诉晨起后出现症状。

（2）工作姿势不当：从事长时间低头工作的人群，在屈颈状态下颈椎间盘压力大大高于正常体位时的压力，这种体位易加速颈椎间盘的退变和颈部软组织的劳损。

（3）日常生活习惯不良及不适当的体育锻炼：长期打麻将、玩扑克、看电视，尤其是躺在床上看电视都是容易引起慢性劳损的不良习惯。正常的体育锻炼有助于颈椎的健康，但超过颈部耐量的活动或运动，如以头颈部为负重点的人体倒立或头部承重时可加重颈椎的负荷，加速颈椎退变。

（六）颈部炎症

颈部炎症可刺激邻近的肌肉和韧带，致使韧带松弛、肌张力减低，破坏颈椎稳定性，加速和促进退变的发生、发展。

（七）颈椎的先天性畸形

有研究表明，颈椎病患者中，颈椎畸形的比例为正常人群的 1 倍以上。颈椎先天性畸形对颈椎病发病的影响主要表现为压力改变和对神经血管的刺激和压迫。临床上最常见的与颈椎病相关的先天性畸形为椎体融合，多为双椎节融合，三椎节融合者罕见，部位以 $C_2 \sim C_3$（C：胸椎）、$C_3 \sim C_4$ 融合最为常见，其次为 $C_4 \sim C_5$ 融合。这种融合会导致上下相邻椎节负荷增加，退变加速。其他先天性畸形还有棘突畸形、寰椎发育不全、颅底凹陷症、韧带钙化、颈肋和 C_7 横突肥大等。

二、病理、生理

（一）颈椎间盘的改变

颈椎病的发生与发展源于颈椎间盘退变，其病理变化是一个连续过程，从病理解剖与病理、生理的角度可将其分为以下三个阶段。

（1）颈椎间盘退变早期阶段：颈椎间盘脱水变性及椎体松动阶段，纤维环变性的最早期改变是失水，并因此而造成椎体不稳定与加速髓核的退变，从而使其抗压力与抗牵拉力性能降低，使原来处于饱和稳定并能承受数倍以上头颈重力的颈椎间盘失去原来的正常功能状态。同时，椎体周围的前纵韧带和后纵韧带等也随之出现退变，致整个椎间关节处于松动状态，在此种不稳定状态下，由于椎体间隙内压力增高和分布不均匀而使髓核很容易向四周移动。

（2）颈椎间盘变性髓核突出阶段：在早期阶段突出的基础上，由于前纵韧带强大而后纵韧带薄弱，已经脱水的髓核最易突向后方，形成髓核突出。突出的髓核一旦穿过中央有裂缝的后纵韧带进入颈椎管内，就形成髓核脱出。无论是髓核突出或脱出，在颈椎管狭窄的情况下，首先刺激椎体局部的窦椎神经，逐渐有可能压迫脊髓，也可能压迫或刺激脊神经根或椎管内的血管。髓核的突出与脱出反过来会加重椎体的松动与不稳定程度，并可使韧带或骨膜撕裂而形成韧带 – 椎间盘间隙及局部的创伤性反应，甚至形成局部血肿，从而构成向下一期病理变化的病理解剖与病理、生理基础。

（3）骨刺形成阶段：此阶段突出的髓核及其引起的骨膜下血肿通过骨化的过程将其持续化，这种源于韧带 – 椎间盘间隙血肿的机化、骨化或钙化，最终形成骨赘。

从生物力学看，骨赘的形成是代偿性反应，是处于松动状态的椎间关节重新构建生物力学平衡，是一种人体的防御机能。骨赘多见于两侧钩突及椎体后缘，位于椎体后缘的骨赘主要刺激脊髓和硬脊膜，钩突处骨赘主要刺激根袖而出现根性症状，椎体前缘的骨赘巨大时才有可能刺激食管，骨赘一旦形成则无有效药物将其消除，除非采用手术切除。

（二）相邻重要组织的继发性改变

（1）脊神经根损伤：骨赘、脱出的髓核等刺激压迫脊神经根而出现病变，早期可有根袖处水肿等反应性炎症。若压力持续存在，则可继发根袖粘连、蛛网膜炎、根袖纤维化。这种继发性病理学变化又可进一步增加局部的压力并造成神经根处的缺血性改变，而缺血又将进一步加重病情形成恶性循环，最后神经根本身出现明显的退变，出现相应的临床症状。

（2）脊髓损伤：其变化多较复杂，除突出的髓核和骨赘以及增厚内陷的黄韧带直接对其形成压迫外，椎间关节不稳所造成的椎体前后滑动形成的嵌挟作用，尤其是在发生颈椎管狭窄作用下，更易引起脊髓的病理改变。

（3）椎动脉损害：椎动脉处于较为深处，几乎都是因钩椎关节增生或变位，使椎动脉发生扭曲甚至呈螺旋状，引起血流动力学的异常，致使颅内供血减少而出现一系列症状。

三、临床表现与诊断

颈椎病的临床表现较复杂，除常见的神经根症状外，自主神经性血管营养障碍的表现常常也较显著，有时可因机械压迫和血运障碍而产生脊髓受损的症状。临床上根据受累的组织结构及症状的不同，将颈椎病分为六种类型，即颈型、神经根型、脊髓型、椎动脉型、交感神经型及混合型。

（一）颈型颈椎病

此类型是颈椎退变后椎体的松动、失稳引起颈椎局部肌肉的防御性痉挛，并直接刺激分布于后纵韧带和两侧根袖的窦椎神经末梢，产生颈部症状。发病时间多在晨起或长时间低头工作或学习后，常在过劳或遇到寒冷刺激时症状加重。此型较常见，症状虽然较轻，但如果处理不当，则易发展成其他类型。

1. 临床表现

（1）症状：以青壮年居多，但颈椎管矢径较宽者发病年龄亦可偏大，常见症状为颈肩部疼痛、酸胀及有不适感。患者常诉颈部突然疼痛不适、颈部僵硬、无力或软弱，任何姿势都不舒服。部分患者有颈部活动受限，少数患者可有一过性上肢麻木，但无肌力下降及行走障碍。

（2）体征：颈椎生理曲度减少或消失，棘突间及棘突旁可有压痛。

（3）辅助检查：X线片示颈段脊柱曲度改变或椎间关节不稳，具有"双边""双突""双凹""增生"等改变，侧位伸屈动力摄片部分患者可发现椎间松动，表现为轻度梯形变或屈伸活动度大。MRI 检查除髓核可有早期变性征象外，少数患者可发现髓核后突。

2.诊断标准

（1）颈部、肩部及枕部疼痛，头颈部活动因疼痛而受限。

（2）查体可有颈肌紧张，枕神经有压痛，C_2 横突处压痛，棘间及棘旁可有压痛。

（3）X 线片上显示颈椎曲度改变，动力摄片上可显示椎间关节不稳与松动及梯形变。MRI 检查可有轻度颈椎间盘变性。

3.鉴别诊断

落枕系颈部肌肉扭伤所致，其发病与颈型颈椎病相似，于晨起时发病，多因睡眠时颈部体位不良、局部肌肉痉挛所致，主要鉴别点如下。

（1）压痛点：颈型颈椎病者多见于棘突及两侧椎旁处压痛，程度多较轻，用力压之患者可忍受，且与受累的神经根分布区一致；而落枕者则多见于肌肉损伤的局部及两侧肩胛内上方处，急性期疼痛较剧，压之无法忍受。

（2）肌肉痉挛：颈型颈椎病者一般伴有颈部防御性肌肉痉挛，落枕者可触摸到条索状压痛肌肉。

（3）对牵引反射不同：用双手稍许用力将患者头颈部向上牵引时，颈型颈椎病有症状消失或缓解感，落枕者则疼痛加剧。

（4）治疗性诊断：痛点注射，颈型颈椎病者多无效，落枕者则症状立即消失或明显缓解。

（二）神经根型颈椎病

神经根型颈椎病是较常见的一类颈椎病，其发病年龄多在 30 岁以后，较其他类型早，主要是由于颈椎间盘向后外侧突出和从椎体边缘、关节突关节、钩椎关节后侧陷凹以及椎间孔长出的骨赘，关节突关节上下错位，使椎间孔纵向狭窄；韧带松弛、椎体滑脱，使椎间孔横向变窄；神经根袖处粘连和瘢痕挛缩等原因，引起脊神经根的刺激或压迫，产生一系列症状。其病理变化复杂，临床症状也有很大差异。若以前根受压为主，则出现肌力的改变明显，肌张力减低，更甚者肌肉萎缩；若以后根受压为主，则以感觉障碍表现为主。

1.临床表现

（1）颈部症状：因引起根性受压的原因不同而轻重不一，髓核突出使局部窦椎神经直接遭受刺激而多伴有明显的颈部痛、椎旁肌肉压痛及颈部强迫立正式体位。颈椎棘突或棘间直接压痛或叩痛多为阳性。

（2）根性痛：多见，其范围与受累椎体的脊神经分布区相一致，但必须将其与干性痛和丛性痛相区别，同根性痛相伴随的该神经分布区的其他感觉障碍，以手指麻木、感觉过敏及皮肤感觉减退最常见。

（3）肌力障碍：常以前根受压者最明显，早期肌张力增高，腱反射活跃，但很快减弱，并出现肌萎缩症，严重者反射消失。应同干性及丛性肌萎缩相区别，并应与脊髓病变所引起的肌力改变相区别，单纯根性受压不会出现病理反射。若伴有病理反射则表示脊髓本身也有损害，必要时应行肌电图检查。

（4）腱反射改变：受累神经参与的反射弧出现异常，早期表现为活跃，中后期减弱或消失，单纯根性受累不应有病理反射，若伴有病理反射，则表示脊髓同时受累。

（5）特殊试验：①引颈试验。患者端坐取中立位，检查者用双手分别托下颌部和枕部，或检查者胸部紧贴患者枕部，双手托其下颌，用力向上牵引颈部，若出现患肢麻痛减轻或耳鸣、眩晕症状减轻，则为阳性。②臂丛神经牵拉试验。患者颈部前屈，检查者一手放于头部患侧，另一手握住患肢的腕部，呈反方向牵拉，患肢出现疼痛麻木则为阳性。③叩顶试验。患者端坐，检查者以一手平置于患者头部，掌心接触头顶，另手握拳叩击放置于头顶部的手掌，患者感到颈部不适、疼痛或上肢（一侧或两侧）窜痛、酸痛，则试验为阳性。神经根型颈椎病患者上述试验常可呈阳性。

（6）影像学检查：X线侧位片可见颈椎生理前凸减小、变直、成"反曲线"，椎间隙变窄，病变椎体有退行性改变，前后缘有骨刺形成。伸屈位侧位片可见有椎间关节不稳，在病变椎体平面常见相应的颈韧带骨化。斜位片可见椎间孔狭窄。MRI可显示颈椎间盘变性，髓核后突，大多偏向患侧，亦可见黄韧带肥厚等相应改变。CT检查对发现韧带钙化、骨化改变较好。

2. 诊断标准

（1）具有典型的根性症状，其范围与受累椎体相一致，颈肩部、颈后部酸痛，并随着神经根分布区向下放射到前臂和手指，相应皮肤区域可有痛觉过敏，抚摸有触电感，神经根支配区域可有麻木感及明显感觉减退。

（2）脊神经根牵拉试验多为阳性。

（3）X线检查正位片显示钩椎关节增生；侧位片显示生理曲度变直或消失，椎间隙变窄，骨刺形成；斜位片示相应椎间孔狭窄；伸屈动力位片示颈椎不稳。

3. 鉴别诊断

（1）肩关节周围炎：又名冻结肩，多发于50岁左右的人群，是肩关节周围软组织病变引起的肩关节疼痛和活动障碍，常可自愈。与颈椎病的鉴别要点如下。

肩关节活动：肩关节周围炎常伴有肩关节活动受限，上肢不能上举和外展，而颈椎病一般不影响肩关节活动。压痛点：颈椎病者的压痛点多位于棘间，多以棘突及椎旁处为中心，可有肩部痛，但肩关节周围压痛不明显；而肩关节周围炎者，则多局限于肩关节及周围处。

（2）胸廓出口综合征：因其可直接压迫臂丛下干或由于前斜角肌挛缩，炎性刺激而使颈脊神经前支受累，引起上肢症状，多以感觉障碍为主，并可引起手部肌肉萎缩及肌力减弱等。此病患者查体常可见锁骨上窝饱满，可触及条索状前斜角肌或颈肋，用力压局部可诱发或加剧症状，Adson征多为阳性。

（3）尺神经炎：尺神经由 C_7、C_8 和胸脊神经参与组成，本病易与 C_8 脊神经受累者相混淆，两者均可造成小指麻木和"爪形手"，但尺神经炎患者在肘关节后内侧的尺神经沟处多有较明显的压痛，可触及条索状变性的尺神经，且两者感觉障碍分布不尽相同，尺神经炎感觉障碍分布区较 C_8 颈脊神经分区小，尺侧前臂处多不波及。

（4）正中神经受损：正中神经由 $C_7 \sim T_1$ 脊神经参与构成，其多因外伤或纤维管道受卡压所致，本病易与 C_7 脊神经根受压者相混淆。正中神经受损时感觉障碍多波及背侧指端及掌侧 $1 \sim 3$ 指，而前臂部则多不波及，同时还多伴有大鱼际肌萎缩和手部潮红、多汗、灼痛感，多无明显反射改变，而 C_7 脊神经根受累时，肱三头肌反射可减弱或消失。

（5）腕管综合征：主要为正中神经在腕管处受压所致，在临床上亦较多见，尤以中老年及腕部外伤后患者多发。鉴别要点：①手腕部加压试验阳性，$1 \sim 3$ 指麻木或刺痛，颈椎病无此体征。②腕背屈试验阳性，让患者腕关节向背侧屈曲持续 $0.5 \sim 1.0$ min，若出现拇、示、中指麻木或刺痛，即为阳性，颈椎病无此体征。③神经阻滞试验，用 1% 利多卡因行正中神经阻滞，症状缓解，而对颈椎病无效。

（6）颈椎管及颈椎管处肿瘤：凡侵及脊神经根部及其附近的肿瘤，包括硬脊膜囊侧方、根管及其相邻组织的肿瘤均可引起根性痛，可行 X 线检查、CT 扫描或 MRI 检查排除。

（7）心绞痛：左侧 C_7 脊神经根受压可引起同侧胸大肌痉挛和疼痛而出现假性心绞痛，胸大肌有明显的压痛，局部阻滞后症状消失。如为真性心绞痛常有心电图改变，服用硝酸甘油有效。

（三）脊髓型颈椎病

脊髓型颈椎病（CSM）是以颈椎间盘退变为病理基础，通过一系列病理变化，引起相邻椎体后缘骨刺的形成，对脊髓及其附属结构、血管产生压迫导致不同程度的脊髓功能障碍。

本病多发于 55 岁以上的中老年人，脊髓型颈椎病较颈型颈椎病和神经根型颈椎病少见，其症状发展隐匿，易误诊为其他疾病。由于其主要损害脊髓且病程呈慢性进展，遇诱因后加重，因此脊髓型颈椎病在颈椎病的各型中最应受到重视。

1. 临床表现

（1）锥体束征：为脊髓型颈椎病的主要特点，产生机制是由于锥体束（皮质脊髓束）的直接受压迫或局部血供减少与中断引起。症状先从双侧或单侧下肢发沉、麻木开始，随之出现行走困难，下肢肌肉发紧，抬步慢，不能快走，重者有明显步态蹒跚，双下肢协调能力差。腹壁反射及提睾反射大多减退或消失。渐而呈现为典型痉挛性瘫痪。根据症状出现的先后和严重程度分为三型：中央型（上肢症状为主型）、周围型（下肢症状为主型）和前中央血管型（四肢症状型）。

（2）肢体麻木：主要由于脊髓丘脑束同时受累所致。其出现症状的部位及分布与锥体束征象吻合，部分患者可出现痛觉、温觉和触觉的分离性感觉障碍，要注意和脊髓空洞症相鉴别。

（3）反射障碍：生理反射早期多为亢进或活跃，后期则减弱或消失，腹壁反射、提睾反射和肛门反射可减弱消失，病理反射以 Hoffmann 征及掌颏反射阳性率最高，其次是踝阵挛、髌阵挛及 Babinski 征等。

（4）自主神经症状：以胃肠、心血管及泌尿系统症状多见，但临床上症状复杂，特异性差，常在患者治愈颈椎病后才被确诊为颈椎病的症状。

（5）大小便功能障碍：多出现于病程的后期，初起时有尿急、排空不良、尿频及便秘，继而出现水钠潴留或大小便失禁。

（6）肌力下降：肌力下降是脊髓型颈椎病的体征之一。肱三头肌肌力下降是脊髓型颈椎病的典型早期症状和脊髓严重损伤的表现。

2. 影像学改变

X 线片常见颈椎管狭窄、颈椎不稳、骨赘形成等。其他征象还包括韧带钙化、骨化。MRI 检查可直观反映脊髓受压的情况，可在多种退变表现中明确主要致压物，对颈椎病的诊断、分型及确定是否手术具有重要的意义。需要明确指出的是，影像学不能作为诊断颈椎病的第一标准，确切的临床症状是颈椎病诊断的主要指标，MRI 提示有明确脊髓受压迫的患者不一定是颈椎病。

3. 诊断标准及鉴别诊断

1）诊断标准

典型髓性症状；影像学有明显退变征象或颈椎管狭窄，脊髓受压；除外其他疾病，如肌萎缩性脊髓侧索硬化症、脊髓肿瘤、脊髓空洞症、脊髓结核等。

2）鉴别诊断

（1）肌萎缩性脊髓侧索硬化症：是运动神经元疾病的一种，病因尚不明确主要表现为以上肢为主的瘫痪或四肢瘫。多于 40 岁后发病，无感觉障碍，发病快，多无明显的诱因，肌萎缩较重，影像学检查无明显脊髓受压征象。目前尚无有效的治疗方法，手术可加重病情或引起死亡。

（2）进行性肌萎缩：其实质是脊髓前角细胞的变性，多于 30 岁左右起病，男性多见。表现为肌无力、肌萎缩和肌束颤动等下运动神经元受损症状。起病隐匿，首发症状以上肢远端肌萎缩无力开始，逐渐向肢体近端发展。无感觉障碍，括约肌功能不受累。

（3）多发性硬化：是中枢神经白质脱髓鞘病变，可出现锥体束征及感觉障碍，易与颈椎病相混淆。鉴别要点在于多发性硬化好发于 20～40 岁人群，女性患者多；常伴有欣快等精神症状；可有发音障碍、脑神经症状及共济失调症状。

（四）椎动脉型颈椎病

椎动脉型颈椎病（CSA）为颈椎病的常见类型之一，临床症状复杂，诊断亦较困难，目前尚存在争议，其主要临床表现为椎基底动脉供血不足。由于钩椎关节退行性变，使椎动脉受到刺激或压迫，引起椎动脉供血不足，产生眩晕甚至猝倒。椎动脉受压后可产生循环障碍，一侧椎动脉受压尚不致出现脑动脉缺血症状；若一侧已有病变，而做向健侧转颈运动使健侧椎动脉也受压迫后则可出现症状。枕寰关节及寰枢关节不稳错位，常加大椎动脉第3段的扭曲，极易引起双侧椎动脉供血不足而发生眩晕或昏厥。

1. 临床表现

（1）一般症状：此型也属于颈椎病，表现出颈椎病的一些症状，如颈痛、枕后痛和颈部活动受限。如果病变波及脊髓或神经根，则出现相应的症状。

（2）椎基底动脉供血不足相关症状：主要表现为偏头痛，以颞部跳痛和刺痛常见，一般以单侧为主。迷路症状：主要为耳鸣、听力减退及耳聋等症状，发生率为80%～90%。前庭症状：主要表现为眩晕，约占70%；颈椎的旋转动作为诱发其发作的主要原因。精神症状：主要以神经衰弱为主要表现的约占精神症状的40%，另外猝倒的发病率约占20%，多因椎动脉痉挛引起锥体交叉处突然缺血所致，多突然发作，并有一定规律性，即当患者在某一体位头颈转动时突然头晕、头痛，双下肢似失控状，发软无力，随即跌倒在地，发作前多无任何先兆，发作过程中因无意识障碍，跌倒后即可自行爬起。

2. 影像学特点

X线片除可发现颈型颈椎病特征外，尚可发现钩椎关节增生、椎间孔狭小及椎骨畸形。

3. 诊断标准

有椎基底动脉缺血综合征和猝倒史，但要除外耳源性及眼源性眩晕；旋颈诱发试验阳性；X线片显示椎体间关节失稳或钩椎关节骨质增生。

4. 鉴别诊断

（1）梅尼埃病：主要由于内耳淋巴回流受阻引起局部水肿所致。本病具有发作性眩晕，波动性、进行性和感音性听力减退、耳鸣三大特点。因CSA有时亦可出现上述相似症状，须将二者加以鉴别。

（2）眼源性眩晕：本病多因眼肌麻痹及屈光不正所致，与颈椎病性眩晕有以下鉴别要点。①闭眼难立征阴性。②眼源眼震试验多呈阳性。③有屈光不正，其中以散光多见。④闭目转颈试验多为阴性。

（3）颅内肿瘤：第四脑室或颅后窝肿瘤可直接压迫前庭神经及其中枢，患者转头时可突发眩晕，颅内肿瘤多合并头痛、呕吐等颅内压增高的表现，临床上如能详细检查一般不难鉴别，头颅CT或MRI检查可鉴别。

（4）锁骨下动脉盗血综合征：也可出现椎基底动脉供血不足的症状，但是锁骨下动脉盗血综合征的患者，可出现患侧上肢血压较健侧低，桡动脉搏动减弱或消失，锁骨下动脉区有血管杂音，一般行血管造影可发现锁骨下动脉第一部分狭窄或闭塞，血流方向异常。

（5）动脉硬化：该病在全身动脉硬化的同时，椎动脉本身亦出现硬化，同时多伴有高血压。其病理改变除管壁增厚、硬化及弹性减弱或消失外，可出现结节样变，可借助 MRI、数字减影血管造影或椎动脉造影确诊。

（五）交感神经型颈椎病

由于增生性突出物在椎间孔或横突孔处，刺激或压迫交感神经所引起的复杂的临床症状。其症状累及范围特别广泛，可包括患侧的上半部躯干、头部及上肢，即颈交感神经分布的所谓"上象限区"。

1. 临床表现

（1）疼痛与感觉障碍：交感神经痛的特点主要为酸痛、压迫性或灼性钝痛，其产生部位多在较深处，界限模糊，并具有弥散扩散倾向，但并不沿周围神经干的经路传播。与颈型颈椎病相似，但与神经根型颈椎病不同。查体可发现患区的皮肤有界限模糊的痛觉过敏与异常，尤其深部感觉更为敏感，往往在活动多、负荷大和交感神经纤维比较丰富的部位有显著的压痛，如颈肩部肌腱、韧带和筋膜的附着点，肩关节周围等处。此外，疼痛还常伴有肌肉痉挛、强直的反应，如产生前斜角肌综合征等。

（2）血管运动与神经营养障碍：交感神经长期受刺激，可引起患侧上肢的血管运动及营养障碍，表现为肢体发凉、发绀、水肿、汗腺分泌改变、皮肤变薄、关节周围组织萎缩、纤维化乃至关节强直、骨质疏松或钙化等。

（3）心脏症状：其主要表现为心前区疼痛（又称为颈性心绞痛），常呈持续时间较长的压迫痛或钻痛，亦可呈发作性特点而持续 1～2 h，发作期多只有肩痛，有些亦可始于心前区。其最大特点是转动颈部，向上高举手臂或咳嗽、打喷嚏时疼痛明显加剧。亦常伴心跳加速，个别患者甚至出现期前收缩。心电图检查一般正常。

2. 影像学检查

X 线检查，侧位片示颈椎生理前弧消失或变直，椎间隙变窄，骨刺形成，部分患者可有明显的颈椎椎体不稳表现。MRI 检查一般有颈椎间盘变性、突出，硬脊膜囊受压表现。CT 检查可见颈椎间盘变性、突出，硬脊膜囊受压表现。

3. 诊断

（1）交感神经兴奋症状：①头部症状，头痛或偏头痛、头沉、头昏、枕部痛或颈后痛，但头部活动时这些症状并不加重。②面部症状，眼裂增大、视物模糊、瞳孔散大、眼窝胀痛、眼目干涩、眼冒金星等。③心脏病症状，心跳加快、心律失常、心前区疼痛和血压升高。④周围血管症状，血管痉挛，肢体发凉，怕冷，局部温度偏低，或肢体遇冷时有刺痒感，或出现红肿、疼痛加重现象。还可见颈部、面部和肢体麻木症状，但痛觉减退并非按神经节段分布。⑤出汗障碍，表现为多汗。这种现象可局限于一个肢体或半侧身体，也可出现在头部、颈部、双手、双足、四肢远端。

（2）交感神经抑制症状：头昏眼花、眼睑下垂、流泪鼻塞、心动过缓，以及血压偏低、胃肠蠕动增加等。

4.鉴别诊断

（1）冠状动脉供血不足：其症状是心前区疼痛加剧，伴有胸闷气短，只有一侧或两侧上肢尺侧的反射疼痛，无上肢脊神经刺激症状，心电图常有异常改变，服用硝酸甘油类药物后症状可减轻。

（2）神经症：无神经根和脊髓压迫症状，应用药物治疗有一定效果，但需要长期观察，反复检查以鉴别诊断。

（3）梅尼埃病：是源于中耳不明原因的耳科疾病，症状有头痛、眩晕、恶心、呕吐、耳鸣、耳聋、眼球震颤、脉搏缓慢、血压偏低。行耳科检查可鉴别。

（4）CSA：可有与交感型颈椎病类似的症状，两者有时可同时存在。行高位硬膜外阻滞无效，严重者可行椎动脉造影加以鉴别。

（六）混合型颈椎病

患者同时存在两型或两型以上的症状体征，此型症状复杂，诊断及鉴别诊断也较困难。颈椎间盘及邻近组织退行性改变，压迫或刺激周围的脊髓、脊神经根、椎动脉和交感神经而引起相应的临床症状。它可以是单一因素引起的两种或两种以上的组织受累，也可以是多因素引起两种或两种以上的组织同时受累。单因素常见于颈椎间盘突出压迫脊髓的同时压迫脊神经根，相邻的钩椎关节不稳，增生压迫神经根及椎动脉。多因素常见于颈椎间盘突出引起脊髓型颈椎病的同时，小关节增生引起神经根型颈椎病或椎体前缘骨刺引起食管受压型。本型症状较复杂，预后较单一型差。本病大多由两型或多型组成：①颈型＋神经根型，最常见。②颈型＋椎动脉型。③颈型＋神经根型＋椎动脉型。④神经根型＋脊髓型。⑤脊髓型＋椎动脉型。⑥其他类型。

1.临床表现

同时并发两种或两种以上类型颈椎病的症状和体征，年轻者主要因颈椎椎体不稳引起颈椎局部遭受刺激与压力的同时，相邻的钩椎关节亦出现不稳，使脊神经根和椎动脉遭受激惹而同时出现两种或两种以上的症状；老年人则主要由于椎体局部骨质广泛增生，以致多处组织受侵犯所致。X线片可出现如椎间隙狭窄、椎体小关节骨质增生或椎体不稳等表现。CT及MRI检查结果可能出现颈椎间盘变性、膨隆、突出、黄韧带增厚、脊神经根受压。

2.诊断

原发各型颈椎病之间组合不同，症状与体征有明显的差异，此型症状复杂，诊断也较困难。需全面考虑，从病理上搞清楚先后顺序、主次之分，这样可减轻治疗上的复杂程度，按轻重缓急依次处理，以免顾此失彼。

四、疼痛治疗

（1）药物治疗：应用非甾体抗炎止痛药物、活血止痛药物及消除神经根水肿的药物有一定的疗效。急性期可辅用小剂量皮质类固醇激素以增强抗感染、消肿及止痛作用，常用的非甾体抗炎止痛药物有布洛芬、吲哚美辛、美洛昔康、双氯芬酸钠和塞来昔布等，活血止痛药物有根痛平和复方三七胶囊等，常用的消除神经根水肿的药物有甘露醇和七叶皂苷钠等。有些患者可辅助应用肌松药，如氯唑沙宗等。对长期疼痛患者，可辅助应用抗抑郁药物，如阿米替林和多塞平等。

（2）物理治疗：主要目的是增强局部的血液循环，缓解肌肉痉挛，消除局部疼痛和不适。常用的方法有：红外偏振光、电疗、光疗、超声波疗法、石蜡疗法、温热疗法、中药电熨疗法。因其无创、舒适，患者易于接受，临床应用广泛。

（3）推拿按摩：对于劳损性及退变性慢性疾病和颈椎病治疗后残留肩颈部纤维组织炎或肌肉痉挛者可用按摩疗法，主要缓解肌肉痉挛，改善局部血供，缓解局部疼痛。脊神经受损及脊髓受压者禁用，老年及骨质疏松患者应慎用。推拿部位以椎旁压痛点或风池穴为主，或选择其他压痛明显的部位，操作次数以 3～5 次为准。

（4）中药熏蒸疗法：多采用活血化瘀药物加水煮沸后产生蒸汽（40～50℃）熏蒸患部以缓解疼痛，也可将药物碾成粉末，采用自动控温加热器加热来产生蒸汽，以提高药物疗效和安全性，每次 30～60 min，1 次／天，注意防止烫伤。

（5）针灸：一般选取的主穴为风池、后溪，配穴可选用肩中俞、外关、天柱、悬钟、阿是穴等，临床上多以主穴为主，配穴选 1 或 2 穴即可，采用中强刺激手法，有针感后可留针 20 min，1 次／天，一般 2～4 次可明显缓解疼痛症状。

（6）痛点注射及神经阻滞治疗：对于颈型颈椎病及其他类型颈椎病颈肩部压痛明显者，可用 2% 利多卡因 5 mL、复方倍他米松 1 mL，加生理盐水 14 mL，行痛点、椎旁小关节、横突注射治疗，每周 1 次，2～4 次为 1 个疗程。可阻断疼痛恶性循环，解除肌肉痉挛，促进无菌性炎症的吸收，治疗效果好。

五、预防与保健

注意保护和合理使用颈椎，是延缓颈椎退变、预防颈椎病最好的方法。许多现代生活工作方式造成的颈椎慢性劳损是构成颈椎退变的重要原因，而事实上这种易被人忽略的慢性劳损，对颈椎病的发生、发展、转归和预后都有重要影响。

（一）纠正不良睡眠姿势

一个人每天有 1/4～1/3 的时间是在床上度过的，如果睡眠姿势不当，则易引起或加重颈椎病。枕头是维持头颈段本身生理曲线、体位的重要工具，这种生理曲线不仅是颈椎外在肌群平衡的保证，而且也是保持颈椎管内的生理解剖状态所不可或缺的条件。如果使用不当，不仅会破坏颈椎管的外在平衡，而且也直接影响颈椎管内容积的大小和局部解剖状态。

正常状态下，颈椎的生理前凸是维持颈椎管内外平衡的基本条件。如果枕头过高，头颈部过度前屈，颈椎后方的肌群与韧带易引起劳损，此时颈椎管内的硬脊膜囊后壁则被拉紧，并向前方移位。如果枕头过低，头颈部过度后仰致使前凸曲度加大，不仅椎体前方的肌肉与前纵韧带易因张力过大而出现疲劳，而且可引起慢性损伤。这种过伸状态，易致颈椎管被拉长，容积变小，颈椎管处于饱和状态易因各种附加因素（如髓核突出及骨刺形成等）而出现症状，严重者可直接压迫脊髓与两侧的脊神经根。可选用中间低两端高形状的枕头，既可维持颈椎的生理曲度，又可对颈部起制动与固定作用。理想的枕头应该是质地柔软、透气性好，符合颈椎生理曲度要求的。理想的睡眠体位应该是使整个脊柱处于自然曲度，髋膝关节呈屈曲状，使全身肌肉放松的。

（二）纠正与改变工作中的不良体位

不良的工作体位不仅影响患者的治疗与康复，而且是某些颈部疾病发生、发展与复发的主要原因。可采取以下预防措施；①定期改变头颈部体位。让患者在其头部向某一个方向停顿过久之后，再向另一相反方向转动，并在短短数秒钟内重复数次，每次 30 min 左右，重复上述动作。②调整桌面高度与倾斜度，要以头颈胸保持正常生理曲度为准，尤其是具有颈椎病症状者，切勿过屈，亦无必要过伸，对于长期伏案工作者，可定做与桌面呈 10° ～ 30° 斜面的工作板。

第二节　颈椎间盘突出症

颈椎间盘突出症是指在颈椎间盘退变的基础上，颈椎间盘突出引起脊髓或神经根受压的临床综合征。长期以来，该病主要根据临床表现和 X 线片上颈椎间盘退变的程度做出诊断，往往延误诊断与治疗。MRI 问世后，其诊断的准确性得到提高。由于其临床表现及治疗与颈椎病相似，其发病年龄较颈椎病早，退变程度较颈椎病为轻。

一、病因与病理

颈椎活动频繁且活动度大，其解剖结构又相对较薄弱，故颈椎尤其是下颈椎更易发生劳损。此外，随着年龄增长，颈椎间盘可在某种外力的作用下（如摔跤、乘车时突然刹车等）而发生纤维环破裂与髓核突出，或因髓核逐渐老化失去弹性而萎缩，或纤维环向外膨出而压迫颈神经根或脊髓，出现相应的临床症状。

二、分型

（一）根据病程分类

（1）急性颈椎间盘突出症：有轻重不等的颈部外伤史，影像学检查证实有颈椎间盘破裂或突出而无颈椎骨折或脱位，并有相应的临床表现。

（2）慢性颈椎间盘突出症：无明显诱因的缓慢发病，或因为颈部姿势长期处于非生理位置，如长期持续低头作业者、不良睡眠姿势者等而发病。

（二）根据症状分类

（1）神经根型颈椎间盘突出症：颈神经根受累所致。

（2）脊髓型颈椎间盘突出症：是椎间盘突出压迫脊髓引起的一系列症状，临床中主要以此类多见。

（3）混合型颈椎间盘突出症：同时表现以上两种症状。

（三）根据突出的方向分类

可分为中央突出型颈椎间盘突出症和侧突型颈椎间盘突出症。

三、临床表现

颈椎间盘向侧方突出与向中央突出临床表现不同。向侧方突出者常有典型的神经根症状，即沿受累颈神经根的支配区域引起放射痛和麻木感。当咳嗽、打喷嚏或用力时疼痛加重。体位变动、颈部活动也可使疼痛加剧。常伴有受累神经所支配肌肉的运动障碍、腱反射减弱。疼痛的性质和程度也表现多样，开始可仅限于颈、肩部，之后逐渐向上肢放射。一般在夜间加重，可影响睡眠。为避免因运动和用力而诱发疼痛，患者常为头颈部制动的被动体位，如头偏向健侧。

（1）临床检查：击顶试验、椎间孔挤压试验、臂丛牵拉试验可呈阳性。$C_5 \sim C_6$ 椎间盘突出则引起拇指、前臂桡侧麻木和神经过敏，以及上臂桡侧疼痛、肱二头肌无力、二头肌腱反射减弱；$C_4 \sim C_7$ 椎间盘突出则表现为中指和正中神经支配区域麻木、疼痛及感觉过敏感，肱三头肌无力，三头肌腱反射减弱。$C_7 \sim T_1$ 椎间盘突出时引起 C_8 脊神经障碍，表现为上肢尺侧感觉过敏、疼痛、麻木、伸屈腕无力且可出现骨间肌萎缩。若合并单侧脊髓受压，可出现同侧下肢肌张力增强，腱反射亢进，Babinski 征阳性。对侧则有自下而上的感觉异常，痛、温、触觉减弱或消失。颈椎间盘向后中央突出时，则以脊髓受压症状为主，表现为锥体束受压症状：双下肢肌紧张、腱反射亢进、双侧 Babinski 征阳性，严重者出现下肢瘫痪及大小便失禁。

（2）X 线、CT、MRI 检查对本病诊断及鉴别诊断都具有重要价值。X 线侧位片显示颈椎生理前曲减小或消失，甚至后凸，此改变常发生在颈椎间盘突出的间隙。与正常情况相反，颈椎间盘突出的椎间隙变得前后相等或前窄后宽。病程长者可表现为椎间隙变窄。尤其是 MRI 检查可较清楚地显示颈椎间盘突出的程度、与周围组织的关系，以及脊髓和神经根受压的情况。

四、疼痛治疗

对于颈椎间盘突出的疼痛治疗方法，要结合患者的查体、主观症状，以及患者的反应而进行分析、判断。轻度的椎间盘突出症若只是存在颈痛，肢体的疼痛、麻木，可先采取保守治疗，比如平时注意少低头，多做颈肩的锻炼，配合物理治疗，口服非甾体抗炎药、营养神经药，甚至肌松药来消除这种疼痛。但如果症状非常严重，已经出现持续性的严重疼痛，甚至出现肌肉萎缩，肢体力量下降，更有甚者出现了病理性的脊髓神经改变，这时可能就需要采取手术治疗，彻底解除颈椎间盘突出对脊髓神经的压迫，缓解症状。

总体来说，对于颈椎间盘突出症的疼痛治疗，往往先采取保守治疗，保守治疗无效后再考虑手术治疗。

第三节 肩关节周围炎

肩关节周围炎简称肩周炎，也称关节囊炎、漏肩风、凝肩、冻结肩、五十肩，是临床常见的肩部疼痛症之一。肩关节周围炎不是独立的疾病，而是由于肩关节周围肌肉、肌腱、滑囊和关节囊等软组织的慢性炎症、粘连引起的以肩关节周围疼痛、活动障碍为主要症状的综合征。

一、病因与病理

肩关节周围炎的病因目前尚不十分清楚，可能与肩关节退行性变、肩部的慢性劳损、急性外伤、受凉、感染及活动少等因素有关。也有人认为可能是全身性疾病（如冠心病、肺炎、胆囊炎等）、上肢骨折、颈椎病等直接或间接引起肩部痛，与上肢固定较久、肩关节活动受限有关。肩关节是人体活动较多的关节，但肱骨头较关节盂大3倍，且关节韧带相对薄弱，稳定性很小，所以稳定肩关节的周围软组织易受损害。肩关节的关节囊薄而松弛，虽然这能够增加关节的灵活性，但易受损而发炎。

肩关节的外侧为肩峰，前方是喙突，喙肩韧带和喙肱韧带形如顶盖罩在关节之上，也易受磨损而发炎，加之退行性变，导致顶盖变薄、钙化、断裂。在肩峰和三角肌下面的滑液囊有助于肱骨头在肩峰下滑动，使肩关节可以外展至水平面以上。

肩关节周围炎的病理过程可分为凝结期、冻结期和解冻期。凝结期主要表现为肩关节囊下皱褶相互粘连、消失，肱二头肌长头腱与腱鞘间有轻度粘连。病情逐渐加重，出现关节囊严重挛缩、关节周围软组织受累、滑囊充血、水肿、增厚、组织弹性降低，即进入冻结期。冻结期喙肱韧带、冈上肌、冈下肌、肩胛下肌发生挛缩，同时伴发肱二头肌长头腱鞘炎，使肩关节活动明显受限。一般冻结期经6～12个月局部炎症可逐渐减轻、消退，疼痛消失，肩关节活动恢复，称为解冻期。

二、临床表现

肩关节周围炎起病缓慢，逐渐出现肩关节疼痛及肩关节活动受限，多无明显的外伤史、受凉史。该病多发于 50 岁左右人群，40 岁以下患者少见，女性多于男性，比例约为 3∶1，左侧多于右侧，也有少数患者双侧同时发生，但在同一肩关节很少重复两次发病。主要症状和体征如下。

（一）疼痛

疼痛主要位于肩关节前、外侧，初为轻度疼痛，逐渐加重。疼痛的性质为钝痛，部位深，按压时反而减轻。有时可向肘、手、肩胛部放散，夜间疼痛加重，或夜不能眠。患者为减轻疼痛往往不能卧向患侧。平时患者多呈自卫姿势，将患侧上肢紧靠于体侧，并用健肢托扶以保护患肢。

（二）活动受限

肩关节活动逐渐受限，如外展、上举、外旋、内旋受限，严重者不能完成提裤、扎腰带、梳头、摸背、穿衣、脱衣等动作，影响日常生活和劳动。

（三）压痛

肩关节周围有数个压痛点，主要是肌腱与骨组织的附着点及滑囊、肌腱等处，如喙突、肩峰、三角肌止点、肩峰下、结节间沟、四边孔、肱二头肌长头腱沟、冈下肌群及其联合腱等。于冈下窝、肩胛骨外缘、冈上窝处可触及硬性条索，并有明显压痛，冈下窝压痛可放射到上臂内侧及前臂背侧。

（四）肌肉萎缩

病程持续较久者可因神经营养障碍及失用导致肌肉萎缩，尤以三角肌最明显。

（五）肌肉抗阻试验

主要发生病变的肌肉，不仅在其起止点、肌腹及腹腱衔接处有明显压痛，而且抗阻试验阳性，即在让患者完成该部位应该完成的动作时，给予一定的阻力，疼痛加重。若在检查三角肌时，让患者肩外展，并给予阻力，则疼痛加重，压痛点更明显。

（六）影像检查

仅部分患者的 X 线肩部正侧位片可显示肌腱钙化影像、骨质稀疏或肱骨头上移及增生等。B 超可探出肩部肿块。X 线颈椎正、侧、斜位片，可排除颈椎病变。除 X 线检查外，还可以通过生化检查与关节结核、肿瘤、风湿性关节炎、痛风等鉴别。

三、疼痛治疗

肩关节周围炎有自愈倾向，但病程较长，比较痛苦。疼痛治疗目的在于镇痛、解除肌肉痉挛和恢复关节。

（一）药物治疗

用镇痛、镇静类药物常可以减轻疼痛，如布洛芬、双氯芬酸钠、美洛昔康、地西泮、艾司唑仑等。也可应用舒筋、散寒、活血类中药，如风湿液、活络丹等。

（二）神经阻滞疗法

肩关节主要由腋神经和肩胛上神经支配，司肩胛肌群的运动。且肩关节周围自主神经纤维分布密集，常因疼痛刺激引起反射性的局部血液循环障碍，从而形成疼痛的恶性循环。神经阻滞疗法通过阻滞相关支配神经，起到阻断恶性循环、改善局部血运、松弛痉挛肌肉、消除局部炎症、促进局部组织新陈代谢和利于关节功能恢复的作用。

（1）腋神经阻滞：一般在四边孔处进针。当针尖触及肱骨外科颈后内侧受阻，退针少许，回吸无血可注射消炎镇痛液 5 ～ 10 mL 加地塞米松 5 mg 或利美达松 4 mg、维生素 B_{12} 50 μg，每周 1 或 2 次，5 次为 1 个疗程。

（2）肩胛上神经阻滞：肩胛上神经阻滞是治疗肩关节周围炎常用的神经阻滞方法，适用于肩部痛广泛、肩胛上神经走行部位有压痛者。注射时，针尖应刺入肩胛切迹内，此切迹位于肩胛骨中点外上方 2.0 cm 处，进入皮肤后，寻找切迹，找到切迹使针尖向深刺入 0.3 ～ 0.4 cm，回吸无血即可注入消炎镇痛液。有效者在注药数分钟后，肩部、上肢出现温暖感，僵硬、疼痛消失，肩关节活动范围增大。每周治疗 2 或 3 次，6 次为 1 个疗程。连续治疗 4 或 5 个疗程。

（3）局部痛点阻滞：准确的痛点定位和穿刺是决定治疗效果的重要环节。治疗前要在肩关节周围寻找局限的压痛点，多见于肱骨大结节、肱骨小结节、肱二头肌沟、喙突、三角肌附着点、肩锁关节、肩峰下或四边孔等处。穿刺中有明显异感时，每点注入消炎镇痛液 2 ～ 3 mL，1 ～ 3 次为 1 个疗程。

（4）星状神经节阻滞：适用于病情顽固或因外伤引起的单侧肩关节周围炎患者。早期行星状神经节阻滞可起到预防反射性交感神经营养不良的作用。同时也可促进颈、肩、上肢的血液循环，改善局部营养状况，消除肩关节周围炎症状。

（三）麻醉下手法松解

适用于发展成冻结肩、功能严重受限疼痛者，可采用肌间沟臂丛或肩胛上神经阻滞，待阻滞完善后，采用手法将肩关节周围之软组织粘连松解。

方法：操作者一手握住患肢前臂，一手握住肩部，将患肢外展 90°并向头部方向屈曲，慢慢地向床面按压，直至将上肢贴于床面，臂上举 180°。休息数分钟后，让患者坐起，将患肢内旋，使手指触及对侧肩胛骨，手在头后摸到对侧耳轮，再内收，使肘关节达胸骨中线，掌心达对侧肩。

此疗法有即刻恢复功能之效果，但手法松解本身也是对肩关节周围软组织的一次新的创伤，因此松解术后应适当使局部休息，同时应注意制动会造成新的粘连。

（四）物理治疗

物理治疗有助于缓解肌肉痉挛，并有一定的镇痛作用。常用的方法有激光、偏振光等治疗方法。

（五）针刀疗法

针刀疗法具有缓解疼痛松解粘连、缓解肌肉痉挛和强直等作用。主要适用于病灶局限、压痛明显的滑囊、腱鞘及肌筋膜粘连等。

第四节　肩部创伤性滑囊炎、肌腱炎

肩部创伤性滑囊炎、肌腱炎是指肩峰下滑囊炎、肩袖肌腱炎。在体操、投掷、排球、乒乓球、游泳及举重运动员中非常多见。疼痛是肩袖或肩峰下滑囊与肩峰和肩喙韧带相互摩擦造成的。

一、临床表现

（1）有明显的扭伤或运动过度病史。主要症状是肩痛，其次是肩部活动受限、肌肉痉挛和肌肉萎缩。

（2）急性期主要表现为急性肩峰下滑囊炎症状，肩部疼痛，活动受限，肩峰下面有剧烈压痛。克服阻力时做肩部各个方向的活动都有疼痛。

（3）亚急性期主动或被动地使上臂外展 60° ～ 120° 时或内、外旋时疼痛（但被动将上臂外展超过 120°，则疼痛消失或减轻），肱骨大结节部有压痛，外展或内、外旋克服阻力时也痛，肩外展受限。

（4）慢性期肩部一般不痛，即使令肩外展、内外旋克服阻力时也不痛，只有在做某一特殊动作时才痛，例如标枪运动员臂上举做反弓投掷姿势时。

二、疼痛治疗

根据病情的轻重，可用固定、局部注射治疗、物理治疗等方法处理疼痛。

（1）固定：急性炎症时疼痛剧烈，应卧床休息，并将上臂外展 30° 固定，以减少肌肉活动，减轻疼痛。

（2）局部注射治疗：在压痛点及滑囊内注入 1% 普鲁卡因或"0.5% 利多卡因 5 ～ 10 mL+ 醋酸泼尼松龙 25 mg"，常有奇效。每周注射 1 次，5 次为 1 个疗程。对于疼痛明显者，应加服非甾体抗炎药。待有效止痛后，应注意加强功能锻炼。

（3）物理治疗：急性期患者可用热灯照射，2 次 / 天，每次 20 min；亚急性期患者可用紫外线（4 ～ 5 生物剂量）照射 2 或 3 次，每次间隔时间为 3 ～ 4 d。此外，也可用直流电离子透入或超高频超声波等治疗疼痛。

第五节　上肢疾病

一、肱二头肌长头腱鞘炎

肩关节超常范围的肩部活动，使肱二头肌长头肌腱不断地在结节间沟中横行或纵行滑动，反复磨损导致损伤，或突然的牵扯致伤，使肌腱与腱鞘发生创伤性炎症。

（一）临床表现

表现为肱二头肌长头肌腱处有剧烈的疼痛，关节活动明显受限，提物或使肱二头肌收缩并克服阻力时都有疼痛。慢性劳损的患者，主诉三角肌疼痛，压痛点较局限。

（二）诊断标准

（1）肩部疼痛，夜间加重；结节间沟部有压痛。

（2）Speed 试验阳性：患侧肘关节伸直，做对抗性肩关节前屈运动，若结节间沟部疼痛或疼痛加剧即为阳性。

（3）Yergason 试验阳性：屈肘 90°，做抗阻性肱二头肌收缩，若结节间沟部疼痛即为阳性。如同时做肩关节被动外旋动作，出现疼痛，则为 Yergason 加强试验阳性。

（4）与健侧对比，患侧肱二头肌肌力减弱；结节间沟局部注射治疗后症状显著减轻；X 线检查偶见结节间沟部钙化影。

（5）肩关节造影：肱二头肌长头肌腱鞘充盈不全或闭锁。

（三）疼痛治疗

"1% 普鲁卡因或利多卡因 5 ～ 10 mL+ 醋酸泼尼松龙 25 mg" 局部注射治疗，疼痛治疗效果较好。

二、肘部扭伤

（一）病因与病理

肘关节由桡骨与尺骨上端、肱骨下端和桡骨头组成，在肘的两侧有韧带固定，当跌倒时肘部着地或用力过猛，可引起韧带、筋膜、肌腱的扭伤或撕裂。肘关节后脱位较常见，出现肘部肿胀，呈 45° 屈曲位，合并侧方脱位时，肘内、外翻畸形，肘内、外踝和鹰嘴形成的三角关系发生改变。

（二）临床表现

1. 症状

有明确的肘部外伤史，严重时肘部肿胀、压痛明显、活动受限。

2. 体征

韧带撕裂时有明显的疼痛。

3. 特殊试验

伤侧肘关节韧带牵拉试验阳性。

（三）疼痛治疗

（1）一般治疗：扭伤初期局部肿胀，24 h 以内可以冷敷，之后用热敷和祛瘀消肿止痛药，如七厘散、舒筋活血片内服。

（2）针刀疗法：对受伤时间长，其他疗法无效者，可选用此方法，必要时局部封闭。针刀应在痛点进针，刺入时刀口线与肌肉、肌腱走向平行，不能达骨膜。

三、肱骨外上髁炎

肱骨外上髁炎，又名"网球肘"，多是由于桡侧腕短伸肌的慢性劳损，导致肱骨外上髁无菌性炎症，引起肱骨外上髁及其附近疼痛的综合征。

（一）病因与病理

肱骨外上髁是腕伸肌总腱的起点，腕、肘部活动过多、慢性劳损、撕裂等，均可引起伸肌总腱下滑囊炎、肱骨外上髁骨膜炎、骨炎、环状韧带变形及肱桡关节滑膜皱襞增生肥大、神经血管嵌顿等。

（二）临床表现

1. 症状

起病缓慢，早期肘关节外侧酸困不适，用力时出现，休息时消失。继之发展为持续性疼痛，多为肘关节外上方活动时疼痛，可向前臂、上臂外侧放射，常伴有手持物无力，在端壶、拧毛巾、扫地等腕部活动时诱发或加剧疼痛。

2. 体征

肘关节活动正常，无红肿。在肱骨外上髁处有一局限而敏感的压痛点。

3. 特殊试验

伸肌腱牵拉试验（Mill 征）及腕伸肌紧张试验（Cozen 征）阳性。X 线检查多无异常。本病多见于青壮年木工、铁匠、运动员或有肘部损伤史的患者。根据临床表现、体征及特殊检查可做出诊断。

（三）疼痛治疗

（1）一般治疗：早期患者，应注意休息。避免患臂的伸屈动作；症状重、发病急者可用三角巾悬吊或用小夹板固定，腕部制动 1 ～ 2 周，局部热敷或红花油外用。

（2）局部阻滞疗法：患者前臂旋前，肘半屈，在肱骨外上髁压痛最明显处注射 1% 利多卡因、维生素 B_{12}、复方倍他米松注射液 3 ～ 4 mg 混合液 2 ～ 3 mL，每周 1 次，3 次为 1 个疗程。

四、肱骨内上髁炎

肱骨内上髁炎，又名"高尔夫球肘"，主要由损伤和慢性劳损引起。

（一）病因与病理

肱骨内上髁是腕屈肌和旋前圆肌的附着点，在肱骨内上髁后内侧的前沟内有尺神经通过。由于扭挫伤和累积性损伤，如高尔夫运动员，因肘关节内侧的不断损伤，可引起局部出血肿胀和增生，刺激或挤压尺神经引起疼痛。

（二）临床表现

该病多见于青壮年，有肘部职业劳损的工人、农民、运动员等。临床表现与肱骨外上髁炎相似，但疼痛在肘关节内上方活动时出现。检查可发现肱骨内上髁有明显的压痛点，有时可触及一硬性条索，屈肌抗阻试验阳性。根据病史及体格检查即可做出诊断。

（三）疼痛治疗

该病的疼痛治疗同肱骨外上髁炎。

五、尺骨鹰嘴滑囊炎

尺骨鹰嘴滑囊炎，又称肘后滑囊炎和"矿工肘"，常因撞伤或肘部经常摩擦而发生损伤性炎症。

（一）病因与病理

正常情况下，尺骨鹰嘴有三个各不相同的滑囊，即尺骨鹰嘴皮下滑囊（在尺骨鹰嘴和皮肤之间）、鹰嘴腱内囊（在肱三头肌腱内）、肱三头肌腱下囊（在肱三头肌和尺骨鹰嘴之间）。三个囊均起到润滑肌腱的作用。在肘部撞伤或经常摩擦时，可发生损伤性炎症，引起局部肿胀和肘后部疼痛。

（二）临床表现

该病多见于矿工、农民，军人、运动员等也常见，大多有外伤和劳损史。表现为患肘伸屈时肘后疼痛，局部稍肿，若合并感染，可有红、肿、热、痛，患肢不能伸直等症状，但在半屈状态下可提物。检查时在尺骨鹰嘴后部可触及一囊性肿块，质软，有滑动及波动感，并可见鹰嘴两旁的沟消失。X线检查多无异常发现。根据临床表现及体格检查结果可做出诊断。

（三）疼痛治疗

（1）一般治疗：对早期或病程短者，应注意休息，避免患肘用力。可行局部热敷或外敷止痛、消炎药。对病程长或经上述疗法治疗效果欠佳者，可在局麻下行推拿治疗。

（2）局部阻滞疗法：主要在尺骨鹰嘴滑囊内注射。先在局麻下抽出滑囊内积液，然后用 1% 利多卡因、维生素 B_{12}、复方倍他米松注射液 5～7 mg 混合液 8～10 mL，行关节内注射和关节周围浸润阻滞，治疗后加压包扎。病程较短者，注射 1 或 2 次即可痊愈，慢性病程患者需隔 1～3 d 反复注射，连续 5～7 次。

（3）针刀疗法：进针点通常在滑囊炎的痛点处。针刀垂直于皮肤、紧贴注射器针头刺入，达鹰嘴骨面。保持刀口线与上肢纵轴平行，纵行切开 2 或 3 刀，再适当进行横行铲剥。出针时，过伸、过屈肘关节，并进行针孔加压包扎。注意事项：切勿刺入肘关节囊，以免损伤尺神经。

六、肱桡滑膜炎

（一）病因与病理

上尺桡关节的桡骨颈部有环状韧带包绕，该韧带外侧有一滑囊，名肱桡滑囊，也称"肱二头肌桡骨滑囊"，具有减少肌肉与韧带之间摩擦的作用。当其过度频繁地伸屈、旋转或遭受外伤，可引起该关节滑囊的磨损、闭锁和肿胀，导致炎症。

（二）临床表现

肘关节外下侧酸软、肿胀、疼痛，夜间及休息时更重，患者常自主或被动活动肘关节。多见于从事以屈伸、旋转肘关节为主要活动者。检查发现在肱骨小头的外、前、后侧有压痛，可触及大小不等的囊性肿块。肘伸位时，肘关节掌面外侧、桡骨粗隆处有明显的压痛，屈肘位时压痛不明显。前臂旋后抗阻试验及腕背伸抗阻试验均为阳性，Mills 征阴性。根据临床表现及检查结果可做出诊断。

（三）疼痛治疗

（1）一般治疗：伤后 1 周左右，选用指揉法、轻快拿法进行推拿按摩。

（2）局部阻滞疗法：取肘关节伸直位，肘下垫枕，将肱桡肌拉向外侧，在压痛点最明显处下压进针，注入消炎镇痛药液 3～5 mL，每 1 或 2 周 1 次。

（3）针刀疗法：在压痛点最明显处进针，针体和进针处皮肤呈 90° 角，针达骨膜时稍退针至滑囊处，切开剥离 2 或 3 刀。局部阻滞疗法和针刀结合应用效果更好。

七、前臂交叉综合征

（一）病因与病理

该病为前臂肌腱周围组织，是肌腱交叉摩擦处的滑膜组织的无菌性炎症引起的一系列临床症状。桡侧腕长伸肌、腕短伸肌与拇长外展肌和拇短伸肌，在前臂下 1/4 桡背侧，以无腱鞘交叉重叠，易在各自的活动时发生磨损，尤其遇到猛烈牵拉、扭转、碰撞或反复长期摩擦等，肌腱周围更易产生炎性反应，引起一系列病理反应。最常发生在桡侧伸肌腱周围，又称为"桡侧伸肌腱周围炎"。

（二）临床表现

该病多见于用前臂劳动较多或前臂受伤者。

（1）症状：病变部位或腕上部酸痛，特别是腕关节向尺侧偏时局部有明显的疼痛，可沿前臂桡侧向上放射至肘部，向下放射至拇指。病变处可出现与肌腱走行一致的肿胀和压痛。

（2）体征：当腕部活动时，前臂下 1/4 桡侧有握雪感。嘱患者做手指伸屈动作，并使前臂稍加旋转，则可产生握雪感，此为典型症状。根据临床表现及检查即可做出诊断。

（三）疼痛治疗

（1）一般治疗：理疗、热敷、外用涂搽剂有一定疗效。

（2）局部阻滞疗法：取患侧前臂略旋前位，放在操作台上。找到患者前臂桡背侧伸肌群交叉处触痛最明显、捻发音最响处作为进针点，快速进针，达相关肌群交叉、发炎处，此时患者自感酸胀、疼痛，注入消炎镇痛药液 3～4 mL，再退至皮下，沿各交叉肌向上、下、上内、下外各注药 1 mL。

（3）针刀疗法：对已粘连的慢性患者，可平行于肌腱刺入针刀，纵向剥离，横向推移诸肌腱，松解粘连。

第六章 腰骶和下肢疼痛治疗

第一节 腰椎间盘突出症

一、概述

（一）定义

腰椎间盘突出症是指腰椎间盘纤维环破裂，髓核向外突出，压迫神经根或脊髓引起的以腰腿痛为主要症状的疾病。本病多见于体力劳动者，青壮年居多。因下腰部负重大、活动多，加之腰部侧后方存在解剖薄弱点，故腰椎间盘突出多发于 $L_4 \sim L_5$ 及 $L_5 \sim S_1$ 之间的椎间盘。

（二）病因与病理

1. 病因

（1）腰椎间盘退行性改变是基本因素。随年龄增长，纤维环和髓核含水量逐渐减少，使髓核张力下降，腰椎间盘变薄，髓核失去弹性，腰椎间盘结构松弛，软骨终板囊性变。

（2）外伤研究表明，当纵向压力和屈曲角度足够大时可立即导致腰椎间盘的破裂，反复轻微的损伤可逐渐导致腰椎间盘特别是髓核的退变，最终致纤维环破裂、髓核突出。

（3）遗传因素在腰椎间盘退变中究竟会发挥多大的作用及作用的确切机制目前仍不清楚，但有一点可以确定，即腰椎间盘退变在病因学上很少是由单纯的遗传因素（例如鱼类的退变）或环境因素引起的，而是受到遗传因素影响的脊柱结构和形状最终影响了脊柱的生物力学特性，使得腰椎间盘更易受到环境因素的作用。

2. 病理

（1）膨出：为生理性退变，其纤维环松弛但完整，髓核脱水皱缩，表现为纤维环均匀超出椎体终板边缘，常出现椎体前缘的牵拉性骨赘，一般无临床症状，有时可因椎间隙狭窄、节段性不稳、关节突继发性改变而出现反复腰痛，很少出现根性症状。

（2）突出：为髓核破入纤维环内但纤维环外层尚完整，表现为腰椎间盘局限性向椎管内突出，大多数无症状，部分患者出现典型根性症状和体征。此型通过牵引、卧床等保守方法可回纳，但由于破裂的纤维环愈合能力较差，髓核也会继续突破纤维环而变为脱出型或游离型。

（3）脱出：后纵韧带尚完整，纤维环完全破裂，由于后纵韧带的回纳作用有限，纤维环愈合困难，对于有明显症状的脱出多难于自愈，保守治疗效果相对较差，多需手术治疗。也有少数出现突出组织重吸收。根据突出的部位（后外侧、中央型）、大小及其与神经根的关系表现为不同临床特点，而且髓核可以突破后纵韧带变为游离型。

（4）游离：突出髓核与相应腰椎间盘不连接，可游离到硬膜外，也可游离到病变节段的上或下一节段、椎间孔等，其转归表现为与神经根粘连或重吸收，与此相对应的临床表现为持续性根性症状、椎管狭窄症状或者吸收自愈。此型常需手术治疗。此外，还有一些特殊类型的腰椎间盘突出，如硬膜内、椎间孔内或外（极外侧型）、终板和椎体内突出等，均有其特殊的相应表现。

（三）临床表现

1. 症状

（1）腰痛：95% 以上的腰椎间盘突出症患者有此症状。临床上以持续性腰背部钝痛为多见，平卧位减轻，站立则加剧，在一般情况下可以忍受，并容许腰部适度活动及慢步行走，主要是机械压迫所致。持续时间少则 2 周，长者可达数月，甚至数年之久。另一类疼痛为腰部痉挛样剧痛，不仅发病急骤突然，且多难以忍受。此主要是由于缺血性神经根炎所致，即髓核突然突出压迫神经根致使根部血管同时受压而呈现缺血、淤血、缺氧及水肿等一系列症状，并可持续数天至数周（而腰椎管狭窄者亦可出现此征，但持续时间甚短，仅数分钟）。卧木板床、封闭疗法及各种脱水剂可起缓解之效。

（2）下肢放射痛：80% 以上患者出现此症。轻者表现为由腰部至大腿及小腿后侧的放射性刺痛或麻木感，直达足底部，一般可以忍受。重者则表现为由腰部至足部的电击样剧痛，且多伴有麻木感。放射痛的肢体多为一侧型，仅极少数中央型或中央旁型髓核突出者表现为双下肢放射痛症状。

（3）肢体麻木：多与疼痛伴发。单纯表现为麻木而无疼痛者仅占 5%，主要是脊神经根内的本体感觉和触觉纤维受刺激之故。麻木感觉的范围与部位取决于受累神经根序列数。

（4）肢体冷感：有少数患者（5% ～ 10%）自觉肢体发冷、发凉，主要是腰椎管内的交感神经纤维受刺激之故。临床上常可发现手术后当天主诉肢体发热的患者，与此为同一机制。

（5）间歇性跛行：其产生机制及临床表现与腰椎管狭窄者相似，主要原因是在髓核突出的情况下可出现继发性腰椎管狭窄症的病理和生理学基础；对于伴有先天性发育性椎管矢状径狭小者，脱出的髓核更加重了腰椎管的狭窄程度，以致易诱发本症状。

（6）肌肉麻痹：因腰椎间盘突出症造成瘫痪者十分罕见，而多系因根性受损致使所支配肌肉出现程度不同的麻痹症状。轻者肌力减弱，重者肌肉失去功能。临床上以 L_5 神经所支配的胫前肌、腓骨长短肌、趾长伸肌及踇长伸肌等受累引起的足下垂为多见，其次为股四头肌（$L_3 \sim L_4$ 神经支配）和腓肠肌（S_1 神经支配）等肌肉麻痹。

（7）马尾综合征：主要见于后中央型及中央旁型的髓核突（脱）出症者，因此临床上少见。其主要表现为会阴部麻木、刺痛、排便及排尿障碍、阳痿（男性），以及双下肢坐骨神经受累症状。严重者可出现大小便失控及双下肢不完全性瘫痪等症状。

（8）下腹部痛或大腿前侧痛：高位腰椎间盘突出症患者 $L_2 \sim L_4$ 神经根受累时，则出现神经根支配区的下腹部腹股沟区或大腿前内侧疼痛。另外，尚有部分低位腰椎间盘突出症患者也可出现腹股沟区或大腿前内侧疼痛。1/3 的 $L_3 \sim L_4$ 腰椎间盘突出症者有腹股沟区或大腿前内侧疼痛。其在 $L_4 \sim L_5$ 与 $L_5 \sim S_1$ 椎间盘突出者中的发生率基本相同。此种疼痛多为牵涉痛。

（9）患肢皮温较低：与肢体冷感相似，亦因患肢疼痛，反射性地引起交感神经性血管收缩，或是由于刺激椎旁的交感神经纤维，引发坐骨神经痛且小腿及足趾皮温降低，尤以足趾为著。此种皮温降低的现象，S_1 神经根受压者较 L_5 神经根受压者更为明显。反之，髓核摘除术后，肢体即出现发热感。

（10）其他：根据受压脊神经根的部位与受压程度、邻近组织的受累范围及其他因素的不同，尚可出现某些少见的症状，如肢体多汗、肿胀、骶尾部疼痛及膝部放射疼痛等。

2. 体征

1）一般体征

（1）步态改变：在急性期或神经根受压明显时，患者可出现跛行、一手扶腰或患足畏负重呈跳跃式步态等，而轻型者可与常人无异。

（2）脊柱侧弯：一般均有此体征。视髓核突出的部位与神经根之间的关系表现为脊柱弯向健侧或弯向患侧。如髓核突出的部位位于脊神经根内侧，因脊柱向患侧弯曲可使脊神经根的张力减低，所以脊柱弯向患侧；反之，如突出物位于脊神经根外侧，则脊柱多向健侧弯曲。

（3）压痛及叩痛：压痛及叩痛的部位基本上与病变的椎体相一致，80% ～ 90% 的患者压痛及叩痛呈阳性。叩痛以棘突处为著，系叩击振动病变部所致。压痛点主要位于椎旁，相当于竖脊肌处。

（4）下肢肌力减弱及肌萎缩征：根据受损的神经根部位不同，其所支配的肌肉可出现肌力减弱及肌萎缩征。

（5）感觉障碍：根据受累脊神经根的部位而出现该神经支配区感觉异常。阳性率达 80%。早期多表现为皮肤过敏，渐渐出现麻木、刺痛及感觉减退。感觉完全消失者并不多见，因受累神经根以单节单侧为多，故感觉障碍范围较小；但如果马尾神经受累（中央型及中央旁型者），则感觉障碍范围较广泛。

（6）反射改变：为本病易发生的典型体征之一。L_4 神经受累时，可出现膝跳反射障碍，早期表现为活跃，之后迅速变为反射减弱，临床上以后者多见。L_5 神经受损时，反射多无影响。S_1 神经受累时，跟腱反射障碍。反射改变对受累神经的定位意义较大。

2）特殊体征

临床意义较大的特殊体征有屈颈试验、直腿抬高试验、直腿抬高加强试验。其他还有下肢旋转试验等，主要用于与其他原因引起的坐骨神经痛疾病相鉴别。

（四）影像学检查

（1）腰椎 X 线检查：椎间隙宽度于病变早期多无改变；如病程较久，则显示椎间隙狭窄，并于椎体边缘出现各种形态的骨刺。多数患者腰椎侧位片示腰椎生理曲线消失，尤其是急性发作者。

（2）CT 检查：本病在 CT 图像上的主要改变有以下几点。①腰椎间盘后缘变形。②硬膜外脂肪消失。③硬膜外间隙中的软组织密度增高。④硬脊膜囊变形。⑤神经鞘的受压移位。⑥突出髓核的钙化等。

（3）MRI 检查：MRI 图像上所表现的信号，大体分为高、中、低三种强度。通常，在 T_1 加权条件下，骨皮质、韧带、软骨终板和纤维环为低信号强度；富有脂肪组织的椎体、棘突等骨松质则表现中等信号（由于含多量骨髓组织之故）；腰椎间盘介于前两者之间。脂肪组织为高强度信号，脊髓和脑脊液次之。T_2 加权对腰椎间盘组织病变部位的显示更明显，在 T_1 加权图像上显示较低信号，T_2 加权反而加强。T_2 加权脑脊液信号强而发亮，致使腰椎间盘突出压迫硬脊膜囊时的显示更加清楚。MRI 检查对腰椎间盘突出症的诊断具有重要意义。通过不同层面的矢状面影像及所累及腰椎间盘的横切位影像，可以观察病变腰椎间盘突出的形态及其与硬脊膜囊、神经根等周围组织的关系。

二、疼痛治疗

（一）疼痛评定

常采用视觉模拟量评分法（VAS）测定，或通过简明麦吉尔疼痛问卷进行综合评估。

（二）疼痛治疗方法

1. 卧床休息

卧硬板床休息是腰椎间盘突出症最基本的疼痛治疗方法。脊柱是负荷结构，卧位时脊柱负荷最小，腰椎间盘处于无外界压力状态，所以腰椎间盘内的压力也最低。绝对卧床休息是治疗腰椎间盘突出症疼痛的重要措施，其主要原理是使腰椎间盘内压力降低，为突出的髓核组织还纳创造条件。

2. 药物疗法

可选用非甾体抗炎药物治疗，如布洛芬、吲哚美辛等。

3. 物理因子疗法

可选用牵引疗法、红外线、局部热敷、超声波、中药离子透入等以解除肌肉痉挛，促进炎症消除，缓解疼痛。

4. 中医疗法

（1）针灸疗法：取肾俞、腰阳关、大肠俞、腰部夹脊等穴以疏通局部气机、理筋通络、活血化瘀。另根据下肢疼痛部位，循经选用足太阳膀胱经委中、承山和足少阳胆经环跳、阳陵泉等穴，以行滞止痛。针刺用平补平泻法，可加灸法。

（2）针刀疗法：患者取俯卧位，根据 CT 报告，并参照临床症状，选取病变腰椎间盘的棘间点和横突间压痛点及腰臀部软组织损伤之压痛点为治疗点，一般每次选择 3～6 处施针。

（三）预防保健

（1）康复锻炼对腰椎间盘突出症患者非常重要，而且是必不可少的，造成腰椎间盘突出症的根本原因就是长期处于不合理姿势，所以矫正姿势是核心和根本。康复锻炼是最基本的保守治疗方法，通过矫正姿势减小腰椎曲度，使腰部保持直立挺拔，可以减轻突出物对神经和脊髓的压迫，使症状减轻或消失，如果症状消失，就达到了临床治愈的标准，但仍要继续坚持康复锻炼，巩固和强化正确的姿势，避免复发。即便是手术后也要通过康复锻炼来巩固效果，避免腰椎不稳而致疾病复发。

（2）正确姿势是要使腰部和脊柱保持挺拔，减小腰椎前凸度。倒走锻炼是一种行之有效的方法，倒走时人体重心向后移动，有利于脊柱尤其是腰椎的挺拔，重心后移是矫正姿势的有效方法。站立的时候双脚宜前脚掌踩一本厚书，脚跟低于脚掌，重心后移，以减小腰椎曲度、矫正姿势。亦可使用负跟鞋，鞋底前高后低，随时强制重心后移以减小腰椎曲度，在日常生活中使用负跟鞋可以替代倒走，其更安全、更容易坚持。

（3）在众多的体育运动项目中，游泳运动较为适宜腰椎间盘突出症患者，但需注意运用正确的游泳姿势，且游泳池水温不宜过低。锻炼前要进行充分的准备活动，游泳的时间不宜过长，运动中应有一定的时间间歇，以避免腰部疲劳。

第二节　慢性腰肌劳损

一、概述

（一）定义

慢性腰肌劳损是指腰部的肌肉、韧带、筋膜等软组织慢性疲劳损伤而导致的以腰部酸痛为主要症状的疾病，本病多因长期弯腰负重，积劳成疾，或急性损伤失治、误治、迁延日久而形成，体力劳动者、运动员及久坐人群多见。

（二）病因与病理

长期劳损是慢性腰肌劳损的常见病因，多发生在腰部肌肉、筋膜、韧带，这些部位用力集中，加上腰部活动频繁、活动范围大，或因为职业习惯，长时间维持一个姿势，容易造成过度使用性损伤。另外，急性腰扭伤失治、误治、迁延日久容易转成慢性腰肌劳损。一些先天性畸形，如先天性骶裂或腰椎骶化等，亦可导致运动过程中腰部肌肉过多代偿而出现腰肌劳损。

（三）临床表现

患者常有慢性腰痛史或外伤劳损史，起病缓慢，病程长，长期反复发作，腰背部酸痛不适，呈钝性胀痛，腰部重且僵硬，时轻时重，迁延不愈。充分休息、加强保暖、适当活动或改变体位可使症状减轻；劳累或遇阴冷天气、感受风寒湿邪可使症状加重。腰背部广泛压痛，压痛点多在竖脊肌、腰椎横突、髂嵴后缘等部位。触诊时腰部肌肉紧张痉挛，或有硬结及肥厚感。X 线检查显示少数患者可有先天畸形或老年骨质增生。

二、疼痛治疗

（一）疼痛治疗目标

慢性腰肌劳损病程较长，症状易反复。疼痛治疗的目标在于解除肌肉痉挛、缓解疼痛、改善腰椎功能等。

（二）疼痛治疗方法

1. 药物疗法

可选用非甾体抗炎药物治疗，如塞来昔布、美洛昔康等，可适当配合肌松药，如乙哌立松等。中药可选用活血止痛、疏经通络类中成药。

2. 物理因子疗法

局部物理因子疗法可选中频电疗法、磁热疗法、干扰电疗法、超声波疗法、蜡疗等，可以改善局部血液循环、缓解肌肉痉挛，从而缓解疼痛、改善腰部功能。

3. 中医疗法

（1）针灸疗法：针刺治疗慢性腰肌劳损可以起到疏通经络、活血化瘀、解痉止痛的作用。取穴以足太阳膀胱经腧穴为主，常用委中、肾俞、大肠俞等，也可配以昆仑、太溪、阳陵泉及局部阿是穴等穴位。艾灸可以起到温经散寒、活血化瘀、舒筋止痛的作用。常用灸盒灸，取穴以足太阳膀胱经腧穴为主，常用肾俞、大肠俞等穴位。每次 40～60 min，10 次为 1 个疗程。

（2）推拿疗法：推拿可以缓解肌肉痉挛、改善血液循环、加速瘀血的吸收、促进损伤组织的修复、缓解疼痛。治疗的原则主要是放松肌肉、改善循环、松解粘连。

治疗部位主要选取足太阳膀胱经经过的部位和腰臀部肌肉，取穴可选择肾俞、命门、腰阳关、大肠俞、环跳、委中、承山及局部阿是穴等穴位。常用手法有揉法、点法、弹法等。手法要求柔和深透，避免造成新的损伤。

（3）拔火罐疗法：拔火罐可起到缓解疼痛、温经散寒、活血化瘀的作用。常走罐配合定罐，先于足太阳膀胱经走罐，后定罐于肾俞、大肠俞、腰阳关及局部阿是穴等。每次 15 ~ 20 min，10 次为 1 个疗程。

（4）中药热敷疗法：中药热敷可起到温经散寒、疏通经络、解痉止痛的作用。常用的中药有桂枝、川芎、姜黄、当归、赤芍、海桐皮、羌活、红花、骨碎补、草乌、樟脑等，上药为粗末，用布包好，蒸热后用以热敷腰部及疼痛部位，稍冷即换，蒸热再敷，1 次 / 天，每次热敷 40 ~ 60 min，10 次为 1 个疗程。

（三）预防保健

在腰部不加重疼痛的情况下，做小范围的腰部旋转、屈伸动作可以调整肌群的协调性，缓解肌肉痉挛。加强腰部功能锻炼，尤其是加强核心力量锻炼，如腹桥、背桥等，可以预防腰痛的复发，避免再次损伤。治疗期间，避免剧烈活动，不宜久坐，不宜睡太软的床，或坐太低、太软的沙发、凳子。注意局部保暖，平时适当加强腰部功能锻炼。

第三节　腰神经后支卡压综合征

一、概述

（一）定义

腰神经后支在通过纤维孔或骨纤维管时受刺激或卡压引起的以腰痛为主的综合征，即为腰神经后支卡压综合征。该综合征是导致腰腿痛的常见原因之一。

（二）病因与病理

腰部频繁活动、突然扭转、脊柱运动失调、腰部深层肌肉过度收缩可引起乳突副突韧带、横突间韧带损伤，局部炎症、水肿刺激或压迫脊神经后支或内侧支可产生疼痛。

长期的弯腰工作或长期坐位、站立工作，导致腰部肌肉长期收缩、保持紧张状态，易使腰肌疲劳损伤，乳突副突韧带与邻近的软组织摩擦，逐渐增厚，甚至骨化，通过内侧支的骨纤维管形成一个完整的骨管，腰神经后内侧支及其伴随的血管失去缓冲，易遭受挤压和刺激，使组织缺血、缺氧而出现腰痛。

腰神经后侧支在 X 线斜位片"狗头影"中处于"狗眼"位置。在行走过程中紧邻椎体关节，易受椎间关节的影响，当椎间关节因椎间盘突出等因素出现病变（如错位、增生、关节失稳）时，可导致神经血管的挤压和扭曲。

L_5 神经后内侧支行经骶骨关节突外侧和骶骨翼内侧之间的骨沟内，当腰骶关节错位或发生炎症时，可使神经受累而引起下腰痛。病变日久，可使神经周围软组织粘连，特别是骨纤维管韧带变性卡压内侧支及伴行血管。

（三）临床表现

患者多有腰部扭伤史、劳损史，多发于中老年人，病程较长，女性多于男性。患者腰脊柱常表现为僵硬、酸胀、疼痛，劳累后疼痛加重，多数患者腰部活动受限，部分患者腰骶部疼痛，呈板状腰。患者棘突旁或棘突间隙旁 2 ～ 3 cm 处有压痛或酸胀感，腰部后伸受限，或后伸引起腰背痛。一些患者臀部及下肢有沉胀感，多反复发作。体格检查中直腿抬高试验阴性，胫神经弹拨试验阴性。X 线检查示腰椎生理曲度变直、畸形，腰椎骨质增生，后关节紊乱。

二、疼痛治疗

（一）疼痛治疗目标

疼痛治疗康复目标是解除疼痛，缓解神经刺激或压迫，改善腰椎功能。

（二）疼痛治疗方法

1. 一般疗法

疼痛急性发作期要注意卧床休息。可配合消炎镇痛药物、神经营养药物等进行治疗。常用的药物包括双氯芬酸钠 25 mg，2 ～ 3 次 / 天；美洛昔康 7.5 mg，1 次 / 天。

2. 物理因子疗法

适当的物理因子疗法对脊神经后支疼痛有效。物理因子疗法可有效改善腰部僵硬感，解除局部肌肉及末梢血管痉挛状态，促进血液循环，加快病灶炎性代谢产物的清除。常用的方法包括经皮神经电刺激疗法、韩氏经皮穴位及神经刺激疗法、经皮穴位电刺激疗法、直线偏振光近红外线、激光等，与神经阻滞疗法合用效果更好。

3. 中医疗法

常用针刀疗法进行松解治疗。针刀分别松解腰椎横突根部、尖部、椎间关节、横突间韧带、髂腰韧带、横突间肌。通过松解局部的粘连组织解除神经血管的卡压，使局部血液循环改善、无菌性炎症消除而起效。同时，通过针刀的松解，将局部的肌肉与筋膜之间和肌肉筋膜与骨之间的粘连松开，以恢复其动态平衡，使经络气血畅通，疼痛缓解。

4. 痛点阻滞疗法

此法以缓解局部肌肉紧张及疼痛为主，可取得显著效果。以患者所述疼痛部位作为注射靶位引出"针感"行多处注射，需注意应注射到位。消炎镇痛配方中的局麻药宜用低浓度药物，如 0.25% ～ 0.50% 的利多卡因等。本方法常需反复使用。除疼痛急性发作期并用糖皮质激素外，在疼痛慢性期治疗时可单用局麻药加维生素 B_{12}，也可合并应用注射用赖氨匹林等。

5. 腰部脊神经后支阻滞术

此法既可直接缓解疼痛，又能松弛腰部过于紧张的肌肉，改善其血液循环，特别对由肌肉紧张、小关节病变等引起的后支卡压症状有立竿见影的效果。常用 $0.5\% \sim 1.0\%$ 利多卡因 $5 \sim 10$ mL，内含维生素 B_{12} $0.5 \sim 1.0$ mg、糖皮质激素如氢化泼尼松 25 mg 或复方倍他米松注射液 7 mg 等进行注射。如患者合并糖尿病、高血压等，可以赖氨酸与阿司匹林的复盐（注射用赖氨匹林或阿沙吉尔 0.9 g）替代上述配方中的糖皮质激素制剂。

穿刺前应仔细阅读腰部正位、侧位及斜位 X 线片，精确测量横突根部的各项参数，以确定后支位置及体表投影。临床上定位方法如下：平 $L_2 \sim L_4$ 棘突向外 $2 \sim 5$ cm，可分别阻滞 $L_1 \sim L_3$ 神经后支的内侧支；在 L_5 棘突与髂后上棘连线中点附近，可分别阻滞 $L_4 \sim L_5$ 后支的内侧支；平 $L_2 \sim L_5$ 棘突向外 $3.5 \sim 4.0$ cm，可分别阻滞 $L_1 \sim L_4$ 后支的外侧支。进行上述阻滞时，进针深度应为 $4 \sim 5$ cm。紧贴髂后上棘内侧面扇形刺入 $3 \sim 4$ cm，可阻滞 L_5 后支的外侧支。

选用 7 号 10 cm 长穿刺针，垂直于皮肤穿刺，针到位时，患者常主诉在疼痛区域有放射痛或酸胀感，如水流流过。回抽无血液及脑脊液后，缓慢注入消炎镇痛液 $5 \sim 10$ mL。注药后患者多立即感到病侧腰骶部轻松，局部肌肉明显较治疗前放松。若穿刺困难，应在 X 线引导下进行，避免反复穿刺造成损伤。一般每周治疗 1 次，经过 $1 \sim 3$ 次治疗可获得较满意的疗效。

6. 脊神经后支毁损术

对于一些顽固性的腰神经后支疼痛患者，经常规消炎镇痛液神经阻滞疗效不明显或短期内复发者，可考虑进行脊神经后支毁损术。常用的方法包括应用酚甘油、无水乙醇、冷冻、高频热凝等手段毁损或手术切除病变脊神经后支，多可取得较为稳定的镇痛效果。神经破坏性治疗应在 X 线或 CT 引导下进行，严防破坏性治疗侵入骶神经前支而造成下肢运动麻痹等严重后果。

（三）预防保健

疼痛缓解期应注意腰部保健，避免着凉、过劳，改变不良生活、工作习惯（如长时间呈坐位），加强腰背肌锻炼等，以防止疼痛发作。

第四节　膝部滑囊炎

膝部周围肌腱甚多，膝关节活动量较大，其周围有较多滑囊。滑囊能减少关节面、肌腱、关节囊、韧带、股骨髁及胫骨髁之间的摩擦，有利于膝关节的活动，但也常出现滑囊病变。其中有 3 个恒定滑囊：髌上囊、腘肌囊及腓肠肌内侧囊。

一、膝关节前侧滑囊炎

（一）临床类型

1. 髌上滑囊炎

髌上滑囊炎一般不单独发病，与膝关节滑膜一致，和膝关节腔相通，是膝关节腔的一部分，因此膝关节滑膜有病变，髌上囊也有相同的病变。约 5% 的髌上囊不与膝关节腔相通。

2. 髌前滑囊炎

髌前滑囊有 3 个，分别为髌前皮下囊、髌前筋膜下囊、髌前腱下囊。因急性损伤或慢性损伤可造成急性滑囊炎或慢性滑囊炎，多见于髌前皮下囊和髌前腱下囊。其表现为髌前局限性肿胀，有波动感。髌前腱下囊髌骨范围内肿胀呈帽状，有轻度疼痛或无疼痛感。

3. 髌下滑囊炎

由于膝关节长期频繁活动，髌腱与胫骨上端反复摩擦，引起滑囊慢性损伤，滑囊壁增厚、纤维化，滑囊肿胀。髌下滑囊炎表现为膝关节髌下疼痛，下楼梯或膝关节活动时疼痛加重，髌腱止点处有压痛。髌腱下方有囊样隆起，有波动感。

（二）疼痛治疗

（1）一般措施：穿刺抽液；注入局麻药和激素混合液；加压包扎。

（2）针灸：①内、外膝眼。内膝眼在髌骨尖下内侧凹陷处，外膝眼在髌骨尖外侧凹陷处。取 30 号 1.5 寸[①]毫针，局部常规消毒，直刺 0.8～1.2 寸。②足三里。位于外膝眼下 3 寸，胫骨前缘一横指（中指）处。取 30 号 2 寸毫针，局部常规消毒，直刺 1.0～1.5 寸。③解溪。踝关节前方横纹中央，踇长伸肌腱与趾长肌腱之间。取 30 号 1.5 寸毫针，局部常规消毒，直刺 0.5～1.0 寸。④阴陵泉。小腿内侧上部，胫骨内髁下缘凹陷处。取 30 号 2.5 寸毫针，局部常规消毒，直刺 1～2 寸。⑤三阴交。内踝尖上 3 寸，胫骨内侧后缘。取 30 号 1.5 寸毫针，局部消毒，直刺 0.5～1.0 寸。

（3）针刀疗法：仰卧位，膝关节屈曲 80°。①髌下深囊滑囊炎痛点和隆起点在胫骨粗隆上缘髌腱深面。痛点为进针点，刀口线与髌腱平行，针体和髌腱上侧平面成 70° 角刺入，深达骨面，切开剥离 2 或 3 刀，覆盖无菌纱布，按压针孔片刻，使膝关节过屈 1 或 2 次，使隆起平复。②髌下浅囊滑囊炎痛点和隆起点在胫骨粗隆上皮下。痛点为进针点，针体与皮肤垂直，刀口线和髌腱平行，深达髌腱附着点，不要深达骨面，平行剥离 2 或 3 刀，覆盖无菌纱布，按压针孔片刻，使隆起平复。③胫骨粗隆皮下囊炎痛点和隆起点在胫骨粗隆皮下。痛点为进针点，针体与皮肤垂直，刀口线和髌腱平行，深达骨面，切开剥离 2 或 3 刀，覆盖无菌纱布，按压针孔片刻，使隆起平复。

---

① 1 寸 ≈ 3.33 cm。

二、膝关节外侧滑囊炎

膝关节外侧滑囊炎可由慢性劳损引起，多见于长跑运动员。

（一）临床表现

膝外侧疼痛，活动时加重，休息时减轻，可反复发作。膝关节外侧副韧带与关节间隙和股骨外髁处有压痛，局部有一囊肿，有波动感和压痛感或局部隆起有小结节。膝关节伸屈抗阻力试验阳性。

（二）鉴别诊断

1.膝关节外侧半月板损伤

有外伤史，膝关节疼痛，有弹响、绞索痛，外侧关节间隙有压痛。麦氏（MC-Murray）征阳性是半月板损伤的重要指征。患者平卧位，膝关节屈曲到最大限度，检查者左手掌放于膝关节前方，右手握住足跟，使足内旋，膝关节外展位逐渐伸直，在膝关节伸直过程中左手感到弹响且有疼痛，为阳性，可诊断为膝关节外侧半月板损伤。另外，还可做CT、MRI检查等进行鉴别。

2.膝关节外侧副韧带损伤

有外伤史，膝关节外侧疼痛，急性期局部肿胀，有明显压痛。膝关节内翻分离试验阳性，检查者一手固定股内侧，另一手握住小腿下端，使小腿内收，膝关节外侧间隙分离为阳性。X线检查方法是，膝关节外侧痛点注射局麻药，膝关节内侧夹枕，用绷带缠绕双踝，拍双膝关节正位片，X线片显示膝关节外侧间隙加宽，则表示膝关节外侧副韧带完全断裂。膝关节外侧滑囊炎上述两个检查均为阴性。

（三）疼痛治疗

（1）休息，减少膝关节活动。在囊内痛点注射局麻药和激素混合液。

（2）针灸：①阳关。股骨外上髁上方的凹陷中。取30号1.5寸毫针，局部常规消毒，直刺1寸。②委阳。位于腘横纹外侧，股二头肌腱内缘。取28号2寸毫针，局部常规消毒，直刺1.0～1.5寸。③昆仑。外踝尖与跟腱之间凹陷处。取30号1.5寸毫针，局部常规消毒，直刺1寸。④阳陵泉。腓骨小头前下方凹陷处。取30号2寸毫针，局部常规消毒，直刺1.5寸。

三、膝关节内侧滑囊炎

（一）鹅足滑囊炎

膝关节频繁活动或直接外力可引起鹅足滑囊炎。

1.临床表现

临床表现为膝关节内侧疼痛，活动时，尤其是膝关节屈曲、外旋、外展时疼痛加重。鹅足部有厚韧感，有压痛。

2.疼痛治疗

主要是休息，减少活动。局部注射局麻药和激素混合液。

针灸：①曲泉。屈膝、膝内侧横纹头上方凹陷处。取 30 号 2 寸毫针，局部常规消毒，直刺 1.0 ～ 1.5 寸。②阴陵泉。小腿内侧上部，胫骨内髁下缘凹陷处，取 30 号 2.5 寸毫针，局部常规消毒，直刺 1 ～ 2 寸。③三阴交。内踝尖上 3 寸，胫骨内侧后缘。取 30 号 1.5 寸毫针，局部常规消毒，直刺 0.5 ～ 1.0 寸。④太溪。内踝尖与跟腱之间凹陷处。取 30 号 1.5 寸毫针，局部常规消毒，直刺 1 寸。

（二）腘窝滑囊炎

腘窝滑囊位于腓肠肌起点，膝关节后部关节囊，股骨与胫骨髁之间，可形成联合囊与关节腔相连。其中最大的为半膜肌滑囊。

由于膝关节频繁活动引起腘窝的半膜肌滑囊炎，该滑囊与关节相通，称 Baker 囊肿。

1. 临床特征

腘窝滑囊炎起初腘窝部发胀、疼痛，囊肿不明显。因囊肿位于腘窝部，随着囊肿逐渐增大，局部症状较前明显，膝关节伸直时局部胀感、疼痛比膝关节屈曲时明显。腘窝部有囊样肿物，有波动感。表面光滑与皮肤无粘连。穿刺时可抽出黏稠的液体。

2. 鉴别诊断

腘窝滑囊炎应与腘窝部动脉瘤、血管瘤及其他肿瘤相鉴别。

3. 疼痛治疗

有症状者可向囊内注射局麻药和激素混合液。

针灸：①委中。腘横纹中点处。取 30 号 2 寸毫针，局部常规消毒，直刺 1.0 ～ 1.5 寸。②合阳。委中穴下 2 寸，在腓肠肌内、外侧头之间。取 30 号 2 寸毫针，局部常规消毒，直刺 1.0 ～ 1.5 寸。③昆仑。外踝尖与跟腱之间凹陷处。取 30 号 1.5 寸毫针，局部常规消毒，直刺 1 寸。

第五节　足跟痛

足跟痛是指跟骨下面、后面的疼痛性疾病，包括跖筋膜炎、跖骨融合、跟骨下脂肪垫功能缺损、跟骨骨刺综合征及跟腱滑囊炎等。

一、病因

（1）长时间站立、长途步行、长跑、竞走、负重行走等，使跖腱膜、趾短肌等在跟骨结节附着处反复牵拉，发生无菌性炎症，产生足跟痛。如原有扁平足，则此处更易劳损。炎症久而久之，逐渐纤维化、钙化形成跟骨骨刺、跟骨下滑囊炎。

（2）足中和足后关节先天性纤维连接时，经上述损伤，易发生关节炎，造成足跟痛。

（3）随年龄增长，足跟弹力脂肪纤维垫退行性变，弹性降低，脂肪垫功能不全，产生足跟痛。

（4）胫后神经自跟腱内侧下降至足跟跖腱膜，损伤后发生水肿，根管内足骶神经受压，导致足跟痛。

二、临床表现

（一）症状

（1）跖筋膜炎：中老年多发，起病缓慢。足跟下有针刺样疼痛，向前放射，清晨不敢下地行走，活动片刻后有所缓解，但走路多有疼痛及增重感。

（2）跟骨下脂肪垫功能缺损：跟骨下脂肪垫功能缺损后，经常感到脚下被硌伤而疼痛。疼痛范围较广。急性跟骨下脂肪垫撞击破损时，足跟下突然失去压缩感。

（3）跟骨骨刺综合征：夜间和站立时疼痛明显。跖神经损伤时，从踝至足跖和大趾疼痛；胫神经跟内侧支受损时，足跟和足跖内侧痛。

（4）跟腱滑囊炎：一侧跟腱止点疼痛较多见，行走、站立和剧烈活动后疼痛加剧。

（二）体征

（1）跖筋膜炎：扁平足多见，跟骨前内侧区有深在的明显压痛点。如有骨刺，可触及硬性肿物且有压痛。

（2）跟骨下脂肪垫功能缺损：触诊跟骨下有空虚感，压痛范围较广。

（3）跟骨骨刺综合征：足跟内侧区有压痛。叩击受损神经远端，其支配区皮肤感觉异常。

（4）跟腱滑膜炎：跟腱附着处有压痛，可触及肿物或有摩擦感。

三、诊断标准

根据病史、症状和体征进行诊断并不难，但通常需做 X 线检查，一方面除外骨折、关节脱位、关节炎等疾病，另一方面可发现跟骨骨刺和跟骨脂肪垫钙化。后者可证实跟骨下脂肪垫功能缺损，而跟骨骨刺不一定有足跟痛，只有在跖筋膜产生无痛性炎症时才发生足跟痛。用跟骨叩击试验（用拳叩击跟痛）可排除外踝关节损伤。

四、疼痛治疗

足跟痛的治疗主要是除去或减少造成足跟痛的原因，如使用防震鞋垫、穿足内翻矫正鞋等。

（1）阻滞疗法：用 1% 利多卡因 3～5 mL 和地塞米松 2～5 mg 行局部痛点注射，3～5 d 注射 1 次，3～5 次为 1 个疗程。根据病变部位，也可行足部各关节腔内阻滞。足跟部各种滑囊炎，应通过穿刺将囊内液体抽吸干净，然后注射 1% 利多卡因 2～3 mL 和地塞米松 2～5 mg，也可加入抗生素如庆大霉素 4 万 U。

（2）解热抗炎镇痛药：如使用布洛芬、双氯芬酸钠等。

（3）针刀疗法：大多数足跟痛患者存在骨刺，痛点周围阻滞粘连，用小针刀治疗效果好，可根据病变情况，切除骨刺、剥离粘连组织，或切断部分腱膜、韧带。

（4）物理疗法：包括红外线、直线偏振光近红外线、磁疗、超声波治疗等。

参考文献

[1] 包继忠 . 瑞芬太尼在手术麻醉中的应用探讨 [J]. 世界最新医学信息文摘，2018，18（66）：44–45.

[2] 陈加胜 . 妇产科麻醉与镇痛 [M]. 长春：吉林大学出版社，2020.

[3] 陈磊 . 自主呼吸下全凭静脉麻醉在胸腔镜手术围手术期血流动力学变化的观察 [D]. 广州：广州医科大学，2018.

[4] 陈丽荣 . 临床麻醉与疼痛治疗学 [M]. 南昌：江西科学技术出版社，2020.

[5] 陈业松，吴熠，李书庸，等 . 呼吸末正压通气对老年腹腔镜手术麻醉患者脑氧代谢和认知功能的影响 [J]. 中国医学创新，2015，12（31）：39–42.

[6] 代茂琳，胡小军，洪思琦，等 . 腰硬联合麻醉对骨科手术患者术后镇痛效果及认知功能的影响 [J]. 河北医药，2020，42（23）：3598–3604.

[7] 谭冠先，郭曲练，黄文起 . 椎管内麻醉学 [M]. 北京：人民卫生出版社，2011.

[8] 黄小梅，陈超，张奉超 . 新生儿食管闭锁合并气道瘘手术麻醉呼吸管理 [J]. 中国社区医师，2018，34（33）：83–84.

[9] 季蒙，陶军，王庆利，等 . 呼吸功能不全患者腹腔镜手术的麻醉及管理 [J]. 局解手术学杂志，2012，21（6）：633–635.

[10] 金娴冰 . 新编疼痛治疗学与临床麻醉技术 [M]. 天津：天津科学技术出版社，2022.

[11] 黎嘉雅，易星，屈岩松，等 . 现代疼痛治疗学与临床麻醉技术 [M]. 开封：河南大学出版社，2019.

[12] 刘凤楠 . 保留自主呼吸的联合麻醉在老年患者股骨粗隆间骨折手术中的应用观察 [D]. 泸州：西南医科大学，2020.

[13] 刘晶宇 . 临床麻醉与疼痛治疗：上 [M]. 长春：吉林科学技术出版社，2016.

[14] 刘淑香，成林树，毛慧敏，等 . 妇产科麻醉技术 [M]. 北京：科学技术文献出版社，2012.

[15] 陆荣 . 舒芬太尼在临床麻醉及术后镇痛中的效果 [J]. 中国城乡企业卫生，2021，36（5）：155–156.

[16] 吕海 . 现代临床麻醉与疼痛治疗学 [M]. 天津：天津科学技术出版社，2020.

[17] 马占君 . 罗哌卡因在临床麻醉及疼痛治疗中的应用体会 [J]. 人人健康，2019，（6）：60.

[18] 闵文平，徐琳 . 剖宫产术中应用腰麻联合硬膜外麻醉的临床麻醉效果 [J]. 人人健康，2017，（24）：77.

[19] 曲元，黄宇光 . 妇产科麻醉手册：第 2 版 [M]. 北京：北京大学医学出版社，2019.

[20] 沈阿利 . 静脉麻醉在消化内镜微创治疗中的应用效果观察 [J]. 中国继续医学教育，2018，10（34）：65–67.

[21] 宋海峰 . 老年食道癌手术不同麻醉方法围麻醉期呼吸循环功能监测 [J]. 中国现代药物应

用，2010，4（18）：104-105.

[22] 孙佑明 . 临床麻醉与疼痛治疗学 [M]. 天津：天津科学技术出版社，2012.

[23] 王昊，姚继红，贾飞，等 . 实用临床麻醉技术与疼痛治疗：下 [M]. 长春：吉林科学技术出版社，2016.

[24] 王灏 . 临床麻醉与疼痛治疗 [M]. 云南科技出版社，2019.

[25] 王慧明，麻伟青 . 阻塞性睡眠呼吸暂停综合征 322 例手术麻醉处理分析 [J]. 昆明医学院学报，2012，33（4）：130-131.

[26] 王江 . 食管引流型喉罩保留自主呼吸在乳腺癌手术麻醉中的应用 [J]. 淮海医药，2011，29（4）：343.

[27] 王卫卫 . 老年患者手术麻醉并发症临床分析 [J]. 中国继续医学教育，2016,8（22）：54-55.

[28] 王晓鹏，刘键，邢宏萍，等 . 临床麻醉操作及疼痛治疗 [M]. 北京：科学技术文献出版社，2018.

[29] 魏胜泰 . 临床麻醉与疼痛治疗实践 [M]. 长春：吉林科学技术出版社，2020.

[30] 徐鹏 . 临床疼痛与麻醉治疗学 [M]. 长春：吉林科学技术出版社，2020.

[31] 薛玉婷，曹俊浩 . 全身麻醉与腰 - 硬联合麻醉用于老年骨科手术的临床对比观察 [J]. 贵州医药，2022，46（10）：1603-1604.

[32] 杨爱民 . 腹腔几种消化系手术麻醉初探 [J]. 科学中国人，2016，（20）：57.

[33] 杨光辉 . 自主呼吸麻醉胸腔镜手术治疗早期肺癌临床研究 [D]. 大连：大连医科大学，2020.

[34] 姚继红，曹贻元，鲍乐乐，等 . 临床医学麻醉与疼痛治疗 [M]. 长春：吉林科学技术出版社，2017.

[35] 张珂 . 实用临床妇产科手术麻醉学 [M]. 昆明：云南科技出版社，2015.

[36] 张苏银，方永娟，刘曼 . 新生儿腹部手术麻醉的呼吸处理 [J]. 实用心脑肺血管病杂志，2011，19（12）：2109-2110.

[37] 章艳君，刘金柱 . 全凭静脉麻醉下小儿腹腔镜手术对呼吸循环系统影响 [J]. 天津医科大学学报，2011，17（1）：45-47.

[38] 郑宏 . 冠心病患者非心脏手术麻醉 [M]. 北京：人民卫生出版社，2012.

[39] 周鑫，代兰 . 骨科手术患者在右美托咪定复合地佐辛全身麻醉苏醒期躁动观察 [J]. 临床合理用药杂志，2022，15（14）：127-130.